Alt · v. Boehm · Weiss (Hrsg.) Miteinander reden

Dieter Alt · Gero von Boehm
Georg Weiss (Hrsg.)

Miteinander reden

Brustkrebskranke Frauen sprechen mit Experten

Mit 8 farbigen Abbildungen

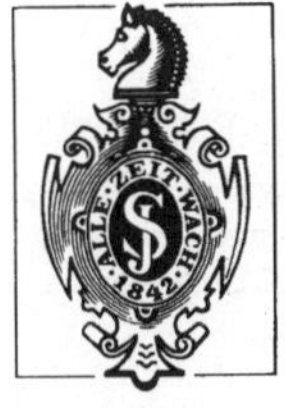

Springer-Verlag
Berlin Heidelberg New York
London Paris Tokyo

Herausgeber:

Dr. rer. nat. Dieter Alt
c/o ICI-Pharma, Postfach 103 109, 6900 Heidelberg

Gero von Boehm
Am Büchsenackerhang 41, 6900 Heidelberg

Dr. med. Georg Weiss
Unteres Kirchfeld 45, 6800 Mannheim 51

Moderation der Gruppengespräche:

Prof. Dr. med. Walter Pöldinger
Direktor der Psychiatrischen Universitätsklinik
Wilhelm Klein-Straße 27, CH-4056 Basel

Aufzeichnung und filmtechnische Herstellung:

Interscience Film GmbH Gero von Boehm

Umschlagbild und Abbildungen:

Aquarelle von Ingeborg Haag
aus der ICI-Reihe „Kunst und Krankheit", 1984

ISBN-13: 978-3-540-17109-6 **e-ISBN: 978-3-642-61648-8**
DOI: 10.1007/978-3-642-61648-8

CIP-Kurztitelaufnahme der Deutschen Bibliothek
Miteinander reden: Brustkrebskranke Frauen sprechen mit Experten. Dieter Alt . . . (Hrsg.)
– Berlin; Heidelberg; New York; London; Paris; Tokyo: Springer, 1986

NE: Alt, Dieter [Hrsg.]; Imperial Chemical Industries Limited <London>

Satz: K. Teichmann, Mauer

2121/3140-543210

Inhalt

Vorwort

In Ascona fand im März des vergangenen Jahres auf dem Monte Verità eine neukonzipierte Art der Zusammenkunft statt. Brustkrebskranke Frauen trafen sich zum offenen Dialog mit Vertretern aller im Rahmen der onkologischen Behandlung beteiligten Fachdisziplinen, die ihre Krankheit bekämpfen und bewältigen helfen – mit Ärzten aus Klinik und Praxis, einer Krankenschwester, einer Sozialarbeiterin, einem Psychologen, einer Seelsorgerin und Mitarbeitern von ICI-Pharma. Eine Begegnung, die es wohl so noch nicht gegeben hat; alle waren gekommen, um miteinander zu reden und um voneinander zu lernen.
Allen beteiligten brustkrebskranken Frauen war gemeinsam: das Wissen um ihre Krankheit und das individuelle Bemühen um die Krankheitsbewältigung; die Brustamputation lag mehrere Jahre bis über ein Jahrzehnt zurück; die aktive Mitarbeit in der *Frauenselbsthilfe nach Krebs e. V.;* die Bereitschaft, die persönlichen Erfahrungen mit der Krankheit Brustkrebs in die Gesprächsrunde offen einzubringen und das Einverständnis, diese Erfahrungen in Wort und Bild der interdisziplinären Fortbildung Ärzten und Pflegepersonal zur Verfügung zu stellen. Die Betroffenen betonten besonders, daß sie ihren Beitrag bereitwillig leisten, damit die Betreuung brustkrebskranker Frauen und ihrer Angehörigen in der Nachsorge weiter verbessert werden kann. Aufgrund des ‚Sich-Selbst-Einbringens' aller Teilnehmer entwickelte sich eine intensive Gruppendynamik, die auch die Experten zu ‚Betroffenen' machte.
Als Ergebnis der zweitägigen Gespräche *Miteinander reden* steht eine Videoaufzeichnung mit einer Laufzeit von 58 Minuten für die ärztliche Fortbildung zur Verfügung. Die vorliegende Broschüre gibt den Inhalt der im Film festgehaltenen Aussagen wieder. Die jeweiligen Einzelaussagen der Betroffenen und Experten sind dabei durch zwei verschiedene Schrifttypographien deutlich unterscheidbar. Es wird bewußt auf eine namentliche Nennung der Personen verzichtet; nicht so sehr um die Anonymität zu

wahren, als vielmehr um hervorzuheben, daß dieser Dialog weitgehend beispielhaft die psychosoziale Problematik von brustkrebskranken Patientinnen und ihren Angehörigen aufzeigt.

Unser besonderer Dank gilt allen nachfolgenden Teilnehmern:
Prof. Dr. med. C. B. Bahnson, Fresno/Kalifornien, USA
Dipl.-Psych. H. J. Baltrusch, Oldenburg
Ursula Dübel, Krefeld
Prof. Dr. med. W. M. Gallmeier, Nürnberg
Dipl.-Sozialarb. Mechthild Hahn, Mainz
Dr. phil. Ingeborg Hoffmann, Berlin
R. Jansche, Plankstadt
Dr. med. H. Kienzl, Plankstadt
Prof. Dr. med. K. Köhle, Köln
Jolanthe Koppermann, Adendorf
Ursula Kraft, Mülheim/Ruhr
Inge Laux, Eschbach
Prof. Dr. med. B. Luban-Plozza, Locarno/Schweiz
Dr. med. H. Ludwig, Annweiler
Vera Maier, Kirchheim/Teck
Erika Manthey, Mannheim
Prof. Dr. med. H. J. Mattern, Heidelberg
Ursula Pape, Mannheim
Prof. Dr. med. W. Pöldinger, Basel/Schweiz
Ursula Schmidt, Limburgerhof
Lieselotte Steil, Mannheim
Volkmar Steil, Mannheim
Irmgard Tams, Burgwedel
Beatrix Wiencke, Leonberg
Jutta Zenz, Ulm

Aquarelle von Ingeborg Haag begleiteten die Gespräche von Ascona.
In den Bildern dieser Frau, die an Brustkrebs starb, spiegelt sich sehr eindrucksvoll der Dialog der Kranken mit ihrer Krankheit als Prozeß mit wechselnden Belastungen, mit Phasen der Hoffnung und tiefer Verzweiflung wider.*

Die Herausgeber

---

* Nach K. Goerttler (1984) Krankheitsbewältigung durch kreatives Schaffen. Aus der ICI-Reihe „Kunst und Krankheit."

1 *Die Brustkrebspatientin – ein besonderer Mensch?*

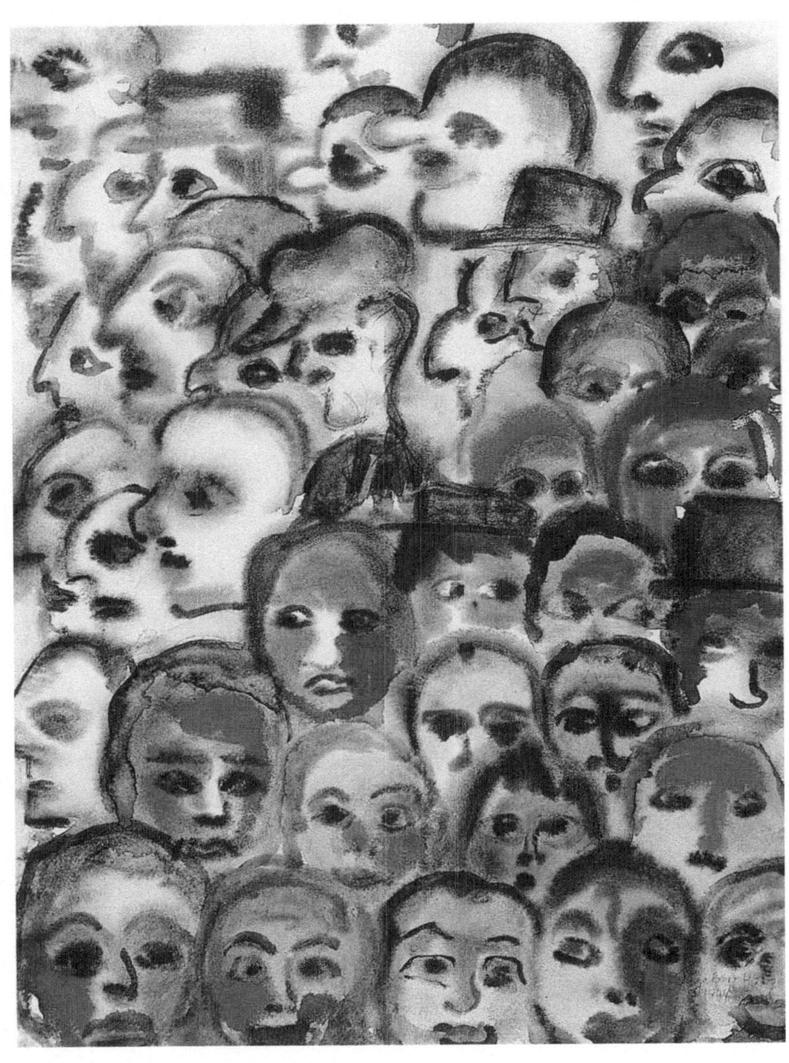

Anmerkung für den Leser:

Um die Aussagen der Betroffenen und Experten optisch zu unterscheiden, sind die Äußerungen der Betroffenen *kursiv,* die der Experten normal gedruckt. Ein Abschnitt entspricht jeweils der Aussage eines Gesprächspartners.

„Sind Krebskranke andere Menschen...?“

Als erste Frage würde ich vielleicht an den Experten stellen: Sind Krebskranke andere Menschen als andere Patienten, wenn ja, wie sehen Sie den Krebspatienten?

Das ist nun außerordentlich schwer zu beantworten. Ich würde sagen, der Krebskranke ist ein kranker Mensch wie jeder andere auch, und daß er jetzt so eine gewisse Sonderstellung eingenommen hat, liegt vielleicht auch an einer falschen Politik, auch der Medien, vielleicht auch der ärztlichen Organe. Jedenfalls ist hier die Beladung des Krebskranken mit so vielen schweren schicksalhaften Aussichten nicht mehr der Realität entsprechend.

Ich möchte eigentlich keine Antwort versuchen, sondern nur meiner Verblüffung Ausdruck geben über Ihre Frage an uns. Daß Sie als Betroffene uns als Experten fragen, ob Betroffene nun in einer besonderen Rolle oder gar besondere Menschen wären. Da bin ich erst mal ganz verblüfft.

Ja, aber mich interessiert es mal, weil oft der Krebskranke in einem ganz anderen Licht gesehen wird als irgendein anderer Patient, und dadurch entsteht oft eine Problematik, die manchmal auch gar nicht dazusein braucht. Und deshalb interessiert es mich einfach, wie der Arzt diesen Menschen sieht, ob er ihn als etwas Besonderes hinstellt.

Die Experten sind betroffen – ganz verblüfft

Sie haben schon gesagt, Sie sind verblüfft. Ich war und bin es auch, und ich glaube, es wäre vielleicht einmal ganz gut, zunächst einmal über unsere Verblüffung zu sprechen. Denn das muß ja Gründe haben, daß wir von der Frage einer Betroffenen so betroffen sind, so verblüfft sind, und ich glaube, daß wir mit dem Verblüfftsein alleine nicht auskommen. Da gibt es schon andere Dimensionen dahinter. Würden Sie sich vielleicht einmal artikulieren?

Ja, mir geht es dabei so, daß ich mich damit auch in eine besondere Rolle gebracht fühle, weil ich denke, also am besten wissen Sie das ja selber, weil Sie selber in der Situation sind. Und ich fühle mich dann in die Rolle gebracht, Sie irgendwie da einordnen zu sollen oder vergleichen zu sollen. Vielleicht ist das auch oft etwas, was wir nicht so wahrnehmen als Ärzte, daß Patienten an uns auch solche Erwartungen dann haben, daß wir sie irgendwie einordnen oder ihnen auch helfen, einen bestimmten Platz zu finden. Daß dies gleich als erstes so stark an uns von Ihnen herangetragen wird, das macht mich schon erst einmal auch betroffen.

Ich glaube auch, daß das mit der Wahrnehmung zu tun hat. Als Ärzte meinen wir, daß wir in erster Linie die Patienten wahrnehmen, beobachten, und vergessen vielleicht oft, daß Patienten uns sehr scharf wahrnehmen, beobachten, erleben, erleiden. Und was sie sagen, glaube ich, ist ein sehr wichtiges Spiegelbild unserer eigenen Unsicherheit und vielleicht Ängstlichkeit gegenüber den Krebskranken. Und in diesem Sinne sind wir wahrscheinlich – meist unbewußt – etwas anders, vielleicht sogar ganz anders gegenüber diesem Patienten, diesem Betroffenen. Ich glaube, es würde sich lohnen, daß wir auch darüber nachdenken, wie eben unsere Beziehung zum Patienten ist. Hier steht etwas im Raume, was Sie angesprochen haben.

Berührungsängste gegenüber Krebskranken?

Wir haben einige Antworten gehört. Bis jetzt hat eigentlich nur Herr Mattern sich dahingehend geäußert, indem er Ihre Frage mit nein beantwortet hat, während alle anderen versucht haben, eigentlich Ihrer direkten Frage auszuweichen. Was sagen Sie bis jetzt zu den Antworten?

Ich bin noch nicht ganz befriedigt, muß ich sagen, weil das Verhältnis Arzt – Patient mir noch nicht genügend in den Griff gebracht ist.

Ich bin Ihnen sehr dankbar, daß Sie das so artikulieren in Unzufriedenheit.

Ich glaube, man kann die Frage ja so allgemein nicht stellen. Es gibt ja nicht „den“ Krebspatienten, es gibt ja auch nicht „den“ Patienten, und genausowenig gibt es „den“ Krebspatienten.

Und das war nämlich meine Frage, ob es für Sie „den“ Krebspatienten gibt, oder ob es ein Patient wie jeder andere ist. Ich habe auch das Gefühl, daß es für den Arzt immer „den“ Krebspatienten gibt, weil er den Menschen anders sieht, weil er Krebs hat, weil er vielleicht Angst hat, mit ihm über die Belange der Krankheit zu sprechen, sich zu artikulieren. Mich interessiert das.

Aber ich habe es doch in eine andere Richtung lenken wollen, nämlich: Er ist möglicherweise nicht anders als jeder andere Patient, aber es gibt auch nicht „den" Krebspatienten, sondern es gibt eine Reihe von Schicksalen, auf die wir eingehen müssen, die man so auch ein bißchen schematisieren kann, aber die doch unterschiedlich sind. Wenn jemand z.B. mit Hautkrebs kommt, der ja durch eine ganz kleine Operation in einem sehr hohen Prozentsatz ohne jede Komplikation geheilt werden kann, ist es etwas ganz anderes, als wenn jemand in einem Endstadium einer ganz schweren fortgeschrittenen Krebserkrankung zum Arzt kommt. Das heißt: Es gibt so viele Facetten – auch von der sachlich medizinischen Seite – in diesem breiten Spektrum, daß man die Frage, glaube ich, kaum beantworten kann. Sie haben sie gestellt, daher kann man sie wohl stellen, aber man kann sie nicht so beantworten. Es gibt verschiedene Schicksalssituationen, in denen sich einer, der sich als Krebspatient darstellt, vorfindet und diese sind sehr unterschiedlich. Es gibt den Geheilten, es gibt den möglicherweise Geheilten, es gibt den, von dem man weiß, er wird nicht heilbar sein, aber er kann mit seiner Erkrankung lange leben. Und nun gibt es den, von dem die Ärzte zumindest zu wissen glauben – ich sage glauben –, weil es ja auch immer wieder sehr unterschiedlich und sehr variabel ist, daß er vielleicht bald nicht mehr auf der Welt sein wird. Dieses ganze Spektrum kann man nicht in einen Topf werfen mit der Frage: Gibt es „den" Krebspatienten. Ich schaue mir den oder diejenige, die vor mir steht, an, überlege: Was ist objektiv, was strahlt subjektiv auf mich ein? Dann ist ein Mensch da und nicht ein Krebspatient.

„Wir wollen nicht in eine Schablone gepreßt werden. Die Ärzte sollen uns bitte als Menschen behandeln."

Ich bedanke mich, daß Sie „den Menschen" angesprochen haben. Darauf wollte ich nämlich hinaus, daß wir nicht in irgendeine Schatulle gesperrt werden oder in eine Schablone gepreßt werden. Und das ist es, worum ich die Ärzte doch bitten möchte, uns als Menschen zu behandeln. Danke.

Aber hören Sie mal, ich meine, gut, ich habe mit „nein" geantwortet. Aber ich glaube fest, es ist auch ein Entwicklungsprozeß bei uns Ärzten. Bedenken Sie, daß ich z.B. eine alte Praxis habe. Ich bin ja mit diesen Patienten zum Teil 20, 30, 40 Jahre zusammengewachsen. Dann sind sie für mich nicht mehr Krebskranke. Aber ich glaube, daß aufgrund der Ausbildung und aus der Berührung mit der wissenschaftlichen Determination bei den jungen Ärzten schon eine Unterscheidung da ist, und dadurch wird der Krebskranke doch etwas etikettiert. Ich glaube, wir müssen das schon ganz ehrlich sagen. Es ist nur die Frage: Wie können wir das ausräumen? Und da wäre ich eben sehr dafür, daß wir da irgendwelche Möglichkeiten finden. Und deswegen ist ja hier diese Atmosphäre gerade die richtige, hier werden Voraussetzungen geschaffen, wie man miteinander redet, so daß wir nur zwischen Menschen reden.

„Der Krebskranke wird doch etwas etikettiert. Wie können wir das ausräumen?“

Also, ich habe mir das eben hier schnell überlegt, als Sie das gesagt haben, und ich muß sagen, für mich sind Krebspatienten anfänglich wirklich andere Patienten – als Schwester –, weil ich in meinem Erleben das Gefühl habe: Ich erschrecke sehr viel mehr, wenn ich erfahre, daß jemand Krebs hat – jetzt mal ohne zu differenzieren –, ich habe ja die Diagnose erst einmal, ich sehe nicht gleich also so- und so-zellig und das und das, sondern ich erlebe die Situation eines Krebspatienten bedrohlicher als die eines anderen Patienten. Ich für mich. Für den Patienten mag das anders sein, ich habe es anders erfahren. Dann ist sicher eine Veränderung im Laufe der Zeit, weil dann der Mensch im Vordergrund steht, aber ich glaube, die Bedrohlichkeit bei der Erklärung Krebs, egal ob das jetzt ein Hautkrebs ist oder sonst etwas, ist für mich, als die Person, die mit ihnen umgeht, bedrohlicher und deswegen anders als bei anderen Patienten.

„Ich erlebe die Situation des Krebspatienten als Schwester bedrohlicher.“

Ich glaube, nach der Krebserkrankung wird man automatisch ein anderer Mensch, weil man zum einen einmal in sich geht. Was bist du eigentlich, wo stehst du eigentlich, was willst du eigentlich vom Leben, ist dir eine Grenze gesetzt in der Zeit? Und da überlegt man sich, ich glaube, das macht jeder ganz intuitiv, daß er versucht, das Beste aus dem Alltag zu machen. Und dann stellt sich nur die Frage: Was ist es für dich persönlich, wie kannst du persönlich für dich Kraft bekommen? Das möchte ich eigentlich jedem Krebspatienten versuchen nahezubringen, daß er diese Überlegungen einmal anstellt, damit er die Bewältigung des Krebses sich einfacher macht, d. h. daß er den Krebs annimmt, daß er darüber spricht, ihn nicht verdrängt. Indem er ihn annimmt, hat er nämlich schon einen Teil der Bekämpfung hinter sich, und ich persönlich habe gelernt, für mich Kraft zu bekommen durch Sport und durch

„Als Krebspatient wird man automatisch ein anderer Mensch.“

„Den Krebs annehmen – das ist schon ein Teil der Bewältigung.“

die Malerei. Da kann ich mich so selbst vergessen, daß ich dann überhaupt nicht mehr an mein Schicksal denke, und das finde ich etwas so Schönes, das kann ich nur weitergeben und sagen: „Machen Sie es, versuchen Sie es auch so."

Ja, ich glaube, wir erleben auch Ihre Kraft. Wir erleben sie hier. Aber ich würde Sie doch bitten, Sie haben hier schon etwas angedeutet mit Sport, aber könnten Sie uns vielleicht diese Kraft noch ein bißchen schildern? Ich meine, wie Sie diese Kraft erleben. Sie haben jetzt gesagt, wie Sie es umsetzen in gewisse Aktivitäten.

„Wenn Sie mit Krebspatienten zusammen sind, geben Sie unheimlich viel Substanz von sich."

Ich will Ihnen folgendes sagen: Wenn Sie mit Krebspatienten zusammen sind, dann geben Sie unheimlich viel Substanz von sich. Durch dieses sich einhören, helfen wollen, und irgendwo ist man dann leer, dann kann man nicht mehr. Und dann müssen Sie für sich selbst sehen, ob Sie irgendeinen Partner haben, der auch Ihnen mal zuhört, denn ich finde das Gespräch, das Zuhören ist für mich überhaupt das Wichtigste. Die Seele muß aufgefangen werden, damit sie wieder gesund werden kann. Ich empfinde es so: Wenn ich von einem Krebskranken komme und es ist mir gelungen, auf dieses verzweifelte Gesicht durch meine Art ein Lächeln zu zaubern, das ist für mich einfach das höchste Geschenk, das es gibt. Und das gibt mir auch wieder Kraft. Verstehen Sie? Und wenn ich z.B. male, dann wird mein Körper eiskalt, weil ich soviel Kraft hineingebe in das, was ich gern ausdrücken möchte. Und wenn ich dann das vor mir sehe, was ich geschaffen habe, wenn ich zufrieden bin, dann freue ich mich, ich werfe es aber auch in den Papierkorb. Aber es hat eine Wirkung getan, ich habe mich von meinen – was weiß ich, Depressionen mögen es vielleicht sein oder Probleme – ja, von denen habe ich mich befreit, und das ist etwas Wunderbares.

2 *Die Diagnose – eine Welt bricht zusammen*

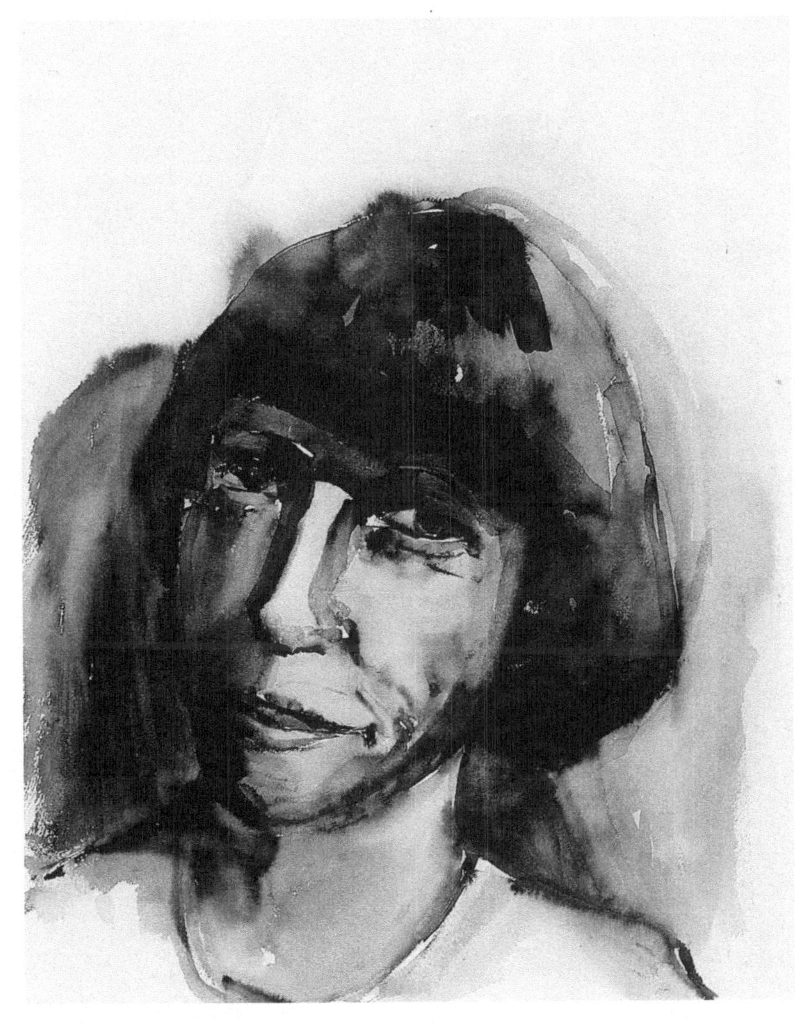

„Der Verlust der Brust: Furchtbarer als das Wort Krebs."

Also, als man zu mir sagte, ich habe Krebs, hat mich das Wort Krebs gar nicht so sehr erschreckt, als daß ich eine Brust verlieren sollte. Das war für mich viel furchtbarer als das Wort Krebs. Das hätte auch ganz anders heißen können. Aber eine Brust zu verlieren, das war für mich grausam. Ich konnte mich gar nicht beruhigen. Ich war unglücklich, ich war traurig, ich war verzweifelt, ich habe geflucht, ich fand das viel, viel schlimmer. Das konnte aber keiner verstehen. Die meisten meinten einfach, das Wort Krebs hätte mich nun sehr erschrecken müssen. Daß ich eine Brust verlieren sollte: „Ach, das gibt sich ja wieder, und das sieht doch keiner", aber das war für mich das Grausame. Eine Brust zu verlieren und dann auch die zweite Brust zu verlieren; im ersten Moment konnte ich das überhaupt nicht begreifen, daß ich nun die andere Brust auch noch verlieren sollte. Mich hat das Wort Krebs eigentlich nie so sehr erschreckt. Heute trage ich meine Krankheit wie jeder andere, ich bin auch unheilbar, ich kann auch dazu sagen, daß ich die schönsten Jahre meines Lebens heute erlebe, aber für mich war es einfach grausam. Ich wurde dann bestrahlt. Auch heute nach 11 Jahren bin ich immer noch entsetzt darüber. Ich wollte nicht das Pflaster abnehmen; ich wollte einfach nicht sehen, was ich für eine entsetzliche Stelle hier habe. Gedacht habe ich immer, ich werde bestraft. Warum wirst du bestraft, habe ich gedacht. Ich war schlank und klein, und ich hatte eine schöne Brust. Ich habe einfach immer gedacht, ich werde bestraft, und ich konnte es nicht begreifen. Meine Mutter war ein paar Jahre vorher an Brustkrebs gestorben, und ich habe wohl gedacht, irgendwann stirbst du nun auch. Aber das Wort Krebs, muß ich dazu sagen, hat mich gar nicht erschreckt. Ich war zu der Zeit ein ganz anderer Mensch. Ich weiß auch, daß man das gemerkt hat, daß man das gefühlt hat; ich war anders als vorher. Ich sagte ja, ich war so verzweifelt und habe geweint, ich war traurig, ich habe auch geflucht. Heute bin ich wieder, trotz meiner unheilbaren Krankheit – es schreitet immer weiter – ein ganz normaler Mensch.

„Ich bin unheilbar. Heute erlebe ich die schönsten Jahre."

Aber Sie gehen in die Klinik zur Kontrolle?

Da bin ich seit Feststellung meiner Knochenmetastasen in Behandlung. Ich brauche ja auch die Medizinische Hochschule für die ganzen Untersuchungen. Das kann der Naturheilkundearzt nicht machen. Aber ich habe auch zu diesem Naturheilkundearzt sehr,

sehr viel Vertrauen vom ersten Augenblick an gehabt. Er hat sehr, sehr viel Zeit für mich. Und der ist auch nicht so, wenn ich jetzt dahinkomme und ich sage, ich nehme „Nolvadex" oder ich nehme Cortison, daß er da ablehnend ist. Gar nicht. Und das fand ich so gut. Denn wenn ich zum Heilpraktiker vorher kam, der sagte mir immer: „Ach hören Sie mir auf mit dem, das bringt doch alles nichts". Und darum bin ich so froh, daß ich einen Mediziner kennengelernt habe.

Es fällt mir jetzt fast ein bißchen schwer, nochmals da anzusetzen, bei Ihnen Frau Wiencke, nachdem Sie so offen waren. Ich möchte es aber auch von mir sagen. Bei mir kam ein anderer Aspekt eigentlich an in Ihrer Frage: „Ist der Krebspatient für Sie ein anderer Mensch?" Ich erlebe auch so eine Anfangsbeklommenheit, wie Frau Zenz sie hier geschildert hat. Erst einmal, bis der Kontakt hergestellt ist.

Ich glaube, das ist aber auch ganz natürlich.

Ja, das muß ich mir auch zugestehen. Das ist ja einfach da. Ich erlebe dann im Verlauf das, was jetzt geschildert worden ist, am drastischsten jetzt von Ihnen, die Entwicklung, die speziell ein Krebspatient durchmacht, wirklich manchmal anders als andere Patienten. Daß sie bewußter leben, und was sie so schildern. Wie sie den Alltag auskosten, will ich es mal so nennen. Das berichten ganz besonders viele Krebspatienten. Aber was bei mir so ankam, war etwas anderes. Ich bin oft in der Situation als Sozialarbeiter, daß die Krebspatienten es mir schwer machen, ein Stück weit, sie wie andere Patienten zu sehen, nämlich speziell Patienten mit Ihrer Erkrankung, also Brustkrebspatienten. Sie sagen: „Das kann nur verstehen, wer es schon mal erlebt hat." Also, daß die Barriere nicht so sehr von mir aufgebaut wird, sondern von Betroffenen.

„Manchmal bauen die Betroffenen Barrieren auf."

Ich würde sagen, das ist von Person zu Person verschieden, aber es liegt nahe. Wenn Sie sich das Beispiel mal vorstellen. Wenn ich an ein Krankenbett komme und sage der Patientin: „Wissen Sie, ich habe auch alle Haare verloren, ich habe auch all das mit durchgemacht", da springt ein Fünkchen Hoffnung über. Wenn sie mich sehen, sagen sie sich: „Die hat's geschafft, vielleicht schaffst du's auch." Wenn Sie aber sagen: „Ach, es wird schon alles wieder gut, usw.", dann sagt der Patient: „Wissen Sie, die kann mich gar nicht

„Da springt ein Fünkchen Hoffnung über."

„Die innere Angst ist vielleicht die Barriere."

verstehen." Diese innere Angst, und das ist ja natürlich, daß man Angst hat, das ist vielleicht diese Barriere, über die Sie nachdenken. Das passiert unbewußt, würde ich sagen, weil ich glaube, daß ein Mensch, der die Erfahrung und der alles mitgemacht hat, besser bei der Patientin ankommt, weil sie sagt: „Die versteht mich, die hat das alles miterlebt." Verstehen Sie, wie ich das meine?

Ich möchte auch Ihnen, Frau Hahn, als Sozialarbeiterin sagen, daß vor allen Dingen entscheidend ist, daß die Sensibilität im Mittelpunkt steht – im Gespräch zwischen dem Kranken und dem Professionellen oder jemandem aus der Selbsthilfegruppe. Wir wissen, daß es auch in der Selbsthilfegruppe Menschen gibt, die nicht so stark sensibel sind, um sich so voll und ganz in die Situation des Nächsten hineinzuversetzen. Deswegen würde ich es immer als sehr schade empfinden, wenn irgendwelche Gräben aufgerissen werden. Dieses Gespräch zeigt doch ganz besonders stark, wie wichtig es ist, daß wir zusammenarbeiten und daß wir miteinander sprechen.

Die Eifersucht

Sie haben doch gesagt, Sie haben gehadert mit dem Schicksal und haben geglaubt, das ist eine Strafe. Und die haben Sie als ungerecht empfunden. Könnte es nicht sein, daß man mit einer Frau mit intakten Brüsten vielleicht auch deswegen schwer redet, weil da ein bißchen Eifersucht dabei ist? Ihr ist es vergönnt geblieben, intakt zu bleiben, und ich muß...

„Ich habe jede beneidet, die unten vorbeiging."

Also ich habe in diesem Krankenhaus am Fenster gestanden. Ich habe jede beneidet, die unten vorbeiging. Ich habe gedacht: O Gott, die können noch spazierengehen, die sind gesund und die lachen und sind fröhlich. Und du stehst hier, du bist ja nichts mehr, du bist krank, du bist vielleicht verurteilt zum Tode.

„Ich war der unglücklichste Mensch auf der Welt."

Heute weiß ich, daß es darunter auch so viele kranke Menschen gibt. Aber in dem Augenblick war ich der einzige, der unglücklichste Mensch auf der Welt.

Ich hätte es z. B. nie für möglich gehalten, daß in mir selber auch der Neid ruht, weil ich selber eigentlich immer von mir überzeugt war: Neid kenne ich nicht, die Eigenschaft habe ich nicht. Heute muß ich sagen – meine Operation liegt 10 Jahre zurück –, mir geht es immer noch so wie damals schon bald nach der Operation, daß ich einfach voller Neid auf Frauen schaue, die beide Brüste haben. Ich will ihn mir – den Neid – nicht eingestehen, aber er ist absolut da, wenn ich in die Badeanstalt gehe und so, ohne daß ich es will. Ich will es nicht. Trotzdem ist plötzlich der Neid wieder da, und ich sehe mir da die Frauen an, die so vollkommen sind, und ich komme mir einfach irgendwie verstümmelt vor, obgleich mein Mann mir das alles ausreden möchte. Aber es ist mein eigenes Empfinden.

„Der Neid ist da. Ich schaue mir die Frauen an, die vollkommen sind."

Die Wahrheit – wer will sie hören? 3

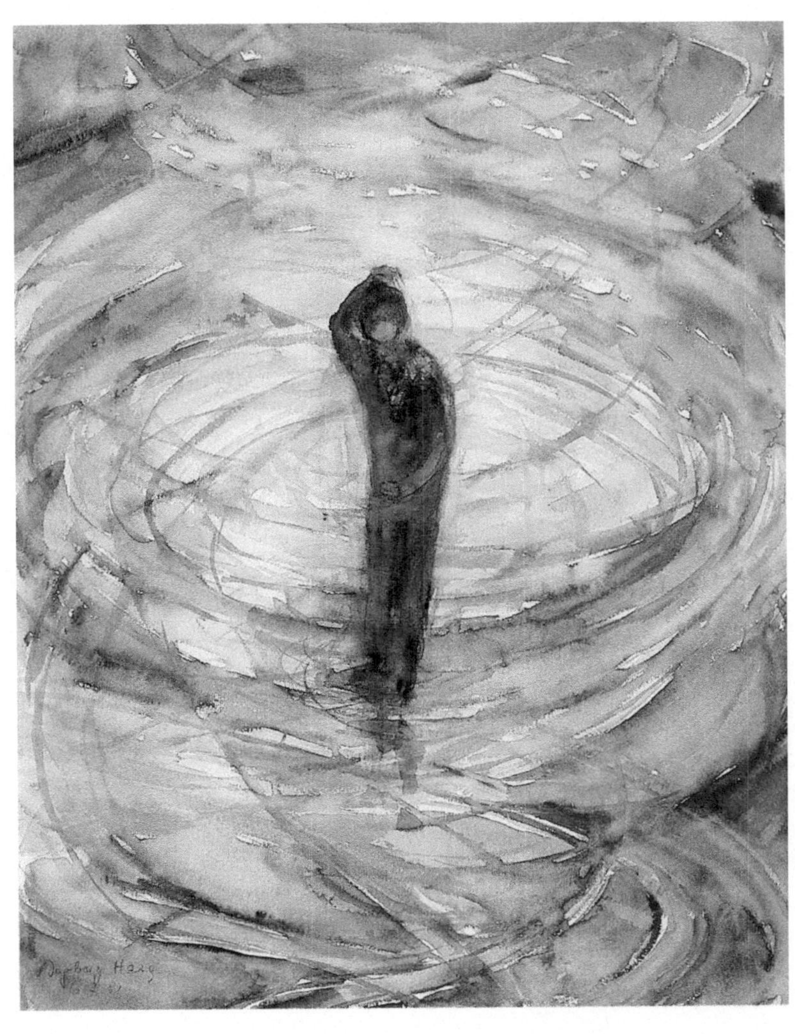

Es gibt Leute, die beschweren sich – ich will das Wort beschweren jetzt sagen – genau darüber, daß irgendein Arzt brutal ankommt und sagt: „Sie haben 20% Chance." Ich bin jetzt also wirklich in einem Dilemma und würde ganz gern hören, was die Betroffenen meinen.

„Verschaukelt fühle ich mich, wenn meine Blutsenkung 100 ist, und mein Arzt sagt mir, sie sei nur 40."

Verschaukelt fühle ich mich, wenn ich eine Blutsenkung von 100 habe, und der Arzt sagt mir, sie sei nur 40. Wenn sie 40 ist, bin ich damit zufrieden, dann denke ich: Gut, 40 ist vielleicht noch im Normalbereich, du brauchst nichts besonderes für dich zu tun. Wenn ich aber schon 100 habe, dann weiß ich doch, da stimmt etwas nicht. Ich meine, das braucht ja nun nicht mit meinem Krebs zusammenhängen; aber ich bin der Typ, ich arbeite an mir selber, und wenn ich weiß, ich habe 100, dann weiß ich schon, du mußt wieder etwas für dich tun. Und darum bin ich nicht zufrieden, wenn der Arzt sagt, meine Blutsenkung sei nur 40. Der nächste Arzt, mein Naturheilkundearzt hat dann gesagt: „Also Ihre Blutsenkung ist 100. Wir müssen etwas machen." Mein Hausarzt, ich bin dann noch hingegangen und habe gefragt: „Warum haben Sie mich belogen", und da hat er mich ganz traurig angesehen und hat gesagt: „Ich wollte Sie nicht in Unruhe bringen". Und das finde ich nicht richtig. Ich muß wissen, wie meine Blutsenkung ist. Wenn sie nur 40 ist, dann denke ich: Gut, 40 ist normal, ich lebe immer zwischen 20 und 40. Aber, wenn sie 100 ist, bedeutet das für mich: Halt, da ist etwas nicht in Ordnung. Und dann muß ich, sage ich, etwas für mich tun, und dann fühle ich mich verschaukelt. Ich hatte Vertrauen zu meinem Arzt, und das ist in dem Augenblick gebrochen.

Ich möchte dazu sagen: Das habe ich jetzt ausgeschaltet seit einigen Jahren. Ich lasse mir die Werte direkt zeigen; ich bitte sogar, sie mir mitzugeben, auch jetzt das Langzeit-EKG, und habe natürlich einen guten Grund, ich sage: „Ich will es mal meinem Schwiegersohn zeigen, der auch Arzt ist." Dann bekomme ich das mit, und ich sehe selber, was los ist.

Also zur Praxis mit den Werten kann ich vielleicht von mir sagen: Mein Mann ist Mathematiker. Der führt Buch. Weil ich bei verschiedenen Ärzten war, hatte ich immer Zettel in der Hand. Und dann wußte ich nicht, wo dieser oder jener Zettel war. Jetzt sind eigentlich die behandelnden Ärzte ganz froh; wenn ich nun komme, habe ich eine Mappe, da ist alles numerisch aufgeteilt, da kann man gucken, und dann hat er auch die Kurven. Und das wird zuerst angeguckt.

Entschuldigen Sie, weil ich glaube, daß es auch ein Problem ist, das Schwestern haben. Ich möchte es einfach einmal einbringen, weil eine Unglaubwürdigkeit dadurch hervorgerufen wird. Ich glaube nicht, daß es darum geht, daß die Wahrheit gefunden werden muß, denn das ist für jeden etwas ganz individuell anderes. Der eine kann sie ertragen, der andere nicht. Aber worum ich bitten würde oder, wenn das ginge, das wäre ein Wunsch von mir, daß der Arzt wenigstens soviel mitteilt, wie er selber weiß, nicht wie er vermutet. Damit kann man nämlich Patienten verrückt machen, weil sich plötzlich Befunde ändern oder Labor-Enten da sind oder weiß der Teufel was. Aber, daß der Arzt sagt, was er weiß, damit nicht eine schräge Kommunikation stattfindet. Der Patient schaut mich an und weiß eigentlich, daß es ihm nicht besser geht; ich weiß, daß es ihm nicht besser geht, und dann sagt er: „Was habe ich?" Und es ist mir unmöglich. Ich meine, ich kenne mittlerweile Tricks, wie ich das umgehe, darauf einzugehen, aber viele Schwestern wissen dann nicht, wie sie sich verhalten sollen. Es gibt dann eine Nichtkommunikation; und jeder weiß doch, um was es geht. Da ist dann das Vertrauensverhältnis z. B. auch für Schwestern verschwunden. Aber mitteilen, was ein Arzt weiß, und ich finde, das ist das Recht eines jeden Menschen, daß der andere nicht mehr weiß über mich, als ich es eigentlich wissen sollte. Das ist das, was Sie mit den Blutsenkungswerten gesagt haben. Es leuchtet auch nicht ein, warum ein Arzt wissen soll, wie die Blutsenkung ist und ich nicht, denn es betrifft doch mich. Das ist mein Körper, und ich kann leider keine Blutsenkung für mich selber machen. Aber es ist doch mein Wert, und es ist das, was zu mir gehört. Das muß ich mit abschätzen. Das finde ich wichtig, daß das Ärzte einbauen können. Es geht nicht so sehr darum, zu sagen: „Sie haben noch 3 Jahre oder 1 Jahr zu leben." Das ist eine Anmaßung, weil das niemand weiß; aber was ich weiß, zu vermitteln, und zwar in einer Form, wo der Patient tatsächlich das Gefühl hat, oder die Angehörigen: Der sagt mir alles. Auch wenn man traurig dabei schaut. Das ist ja nichts Unangenehmes, da freuen die sich vielleicht, weil ein Arzt da ist, der auch miterlebt, wie schrecklich so eine Situation ist.

„Der eine kann die Wahrheit ertragen, der andere nicht."

„Es gibt dann eine Nicht-kommunikation."

„Was ich weiß, zu vermitteln – in einer Form, wo der Patient das Gefühl hat: Der sagt mir alles."

Die Angst des Arztes 4

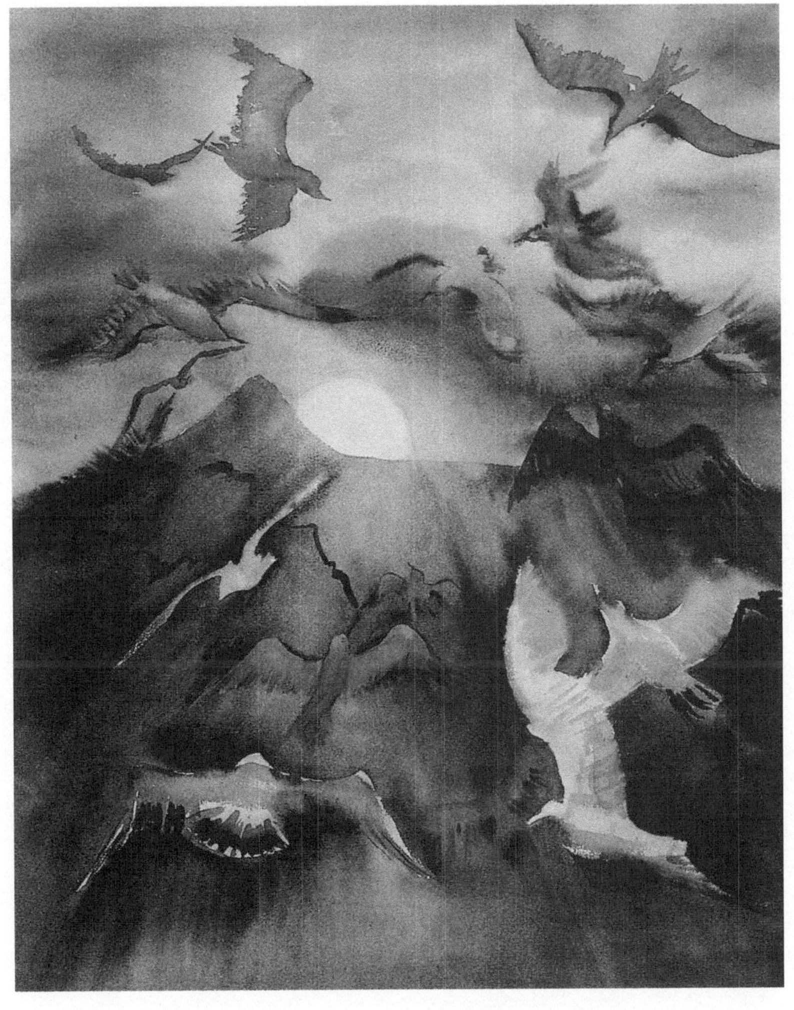

Ich wollte noch etwas über meine Ängste und eigentlich auch Enttäuschungen sprechen. Ich bin vor 6 Jahren brustamputiert worden. Es ging alles wahnsinnig schnell. Und ich wollte eigentlich dieses böse Stück Körper von mir abhaben, aber, wie gesagt, vorher habe ich mich nie mit Krebs beschäftigt, erst von der Stunde an. Anschließend kamen die Bestrahlungen. Auch die habe ich ganz gut überstanden. Und 1 Jahr später ein Rezidiv. Es ging zur nächsten Operation. Auch das wurde mit Bravour bestanden. Und 1 Jahr später kam ein Herzinfarkt. Das war eigentlich für mich der totale Tiefschlag. Jetzt wußte ich eigentlich nicht mehr, wovor ich mehr Angst haben sollte, vor Metastasen oder vor einem Reinfarkt. Wenn dann die Ärzte um mein Bett standen, habe ich natürlich die Frage gestellt, wovor ich mehr Angst haben müßte, aber keiner hat eine Antwort geben können, denn keiner ist ja in meinem Körper.

„Ich wußte nicht, wovor ich mehr Angst haben sollte: Vor Metastasen oder vor einem Reinfarkt."

Die Kranken machen doch auch den Arzt. Wenn die Erwartungshaltung des Kranken so ist, daß sie uns – ich sage das einmal so – in eine Rolle drängen: Du mußt immer heilen; wenn du nicht heilst, dann bist du ein Versager – ich sage das etwas übertrieben –, dann bekommt der Arzt Angst, weil er glaubt, er hat versagt, wenn ein schicksalsmäßiger Verlauf sich einstellt. Ich glaube, hier müssen wir sowohl von der ärztlichen Seite wie auch von der Patientenseite herauskommen, sodaß die Ansprüche, die wir als Ärzte an uns selbst und die die Öffentlichkeit – eben die Kranken und ihre Angehörigen – an den Arzt haben, daß diese Ansprüche realistisch bleiben. Und wenn ich weiß, ich bin kein Versager, wenn ein schicksalsmäßiger Verlauf da ist, dann kann ich auch meine Rolle besser erfüllen, nämlich den Kranken an die Hand nehmen und sagen: „Wir gehen diesen Weg." Ich glaube, die Öffentlichkeit oder die Kranken oder auch deren Angehörige haben ein bißchen mit in der Hand, wie das Arzt-Patienten-Verhältnis geht.

„Wenn die Erwartungen zu hoch sind, bekommt der Arzt Angst."

Der Arzt wird ja jetzt vielmehr zum Begleiter. Früher war er der Heiler: Entweder du heilst, oder du bist eine Niete, oder ich bin eine Niete, weil ich unheilbar bin. Und heute ist es ja vielmehr, daß wir uns nicht mehr als Kämpfer gegen das Schicksal erleben – ich erinnere mich, mich hat seinerzeit als Student so ein Bild fasziniert: Eine Frau, und der Tod greift nach ihr, und der Arzt treibt den Tod weg, der Kämpfer. Ich glaube, wir sind heute viel bescheidener geworden. Wir wollen ja nicht mehr Schicksal spielen, sondern wir wollen eigentlich die Leute begleiten.

„Der Arzt wird jetzt vielmehr zum Begleiter."

Ja, also ich würde sagen, das ist das richtige Wort: „Begleiten". Ich muß selbst etwas für mich tun. Ich muß aber vorher über meine Krankheit aufgeklärt sein, sonst kann ich nichts für mich tun. Aber ich brauche wirklich den Arzt als Begleiter. Alleine schaffe ich das nicht.

„Ich muß über meine Krankheit aufgeklärt sein ..."

Ich wollte noch einmal gegenüber Herrn Gallmeier betonen, daß die Erwartung, die im Raum stand, mehr der Begleitung, dem Dabeibleiben galt als dem Heilen. Sie haben jetzt natürlich noch einmal – ganz wichtig – die medizinischen Fachkompetenzen eingebracht. Das habe ich jetzt einmal als Basis vorausgesetzt, daß das da ist. Aber wenn das da ist, dann glaube ich, war jetzt das Thema das Begleiten, das Dabeibleiben des Arztes und weniger das Heilen. Und da gibt es ja das schöne Bild von Nolde, das mir dazu einfällt: Der Arzt, Patient, Tod und Teufel; wo der Arzt eigentlich nur so dabei sitzt, und der Patient eigentlich schon fast ein freundliches Verhältnis zum Tod hat, und der Arzt als Begleiter dabei ist, und hinten den Teufel, den Schrecken, die Verzweiflung und dergleichen abhält. Das wäre eigentlich ein dafür passendes Bild, finde ich.

Der Arzt als Begleiter

Man müßte die beiden Bilder direkt gegenüberstellen. Eine frühere Einstellung und eine heutige.

Ich wollte aber noch etwas illustrieren, was Herr Barne Bahnson vorher aus unserer Erfahrung gesagt hat. Dieses Dabeisein ist schwer, weil wir auch Angst bekommen. Wir haben uns so bemüht, die Wahrheit am Krankenbett zu sagen, also offen zu sein und vor allem zuzuhören. Wir haben das auch bei der täglichen Visite am Krankenbett zu machen. Dabei haben wir dort auch Videoaufnahmen gemacht. Da ist uns immer wieder aufgefallen, daß wir zwar schon auf die Patienten sehr eingegangen sind, daß aber an schwierigen Stellen, z.B. wenn Patienten schwierige Fragen gestellt haben, viel auch averbal passiert ist. Etwa, daß man plötzlich einen Schritt zurückgeht oder sich ein bißchen weiter wegsetzt vom Patienten, und ich bin ganz sicher, daß das Patienten wahrnehmen, und daß das dann schon wieder diese Distanz und diesen Graben schafft. Ich habe jetzt aber eine Frage an die Betroffenen in diesem Zusammenhang. Die kam mir, nachdem Herr Barne Bahnson zwei Aspekte der Hoffnung angesprochen hat. Die eine Hoffnung auf das Überleben, und die andere Hoffnung, in der Gemeinschaft der Lebenden zu bleiben und zur Gruppe dazuzugehören. Dort hat der Arzt ja vielleicht auch eine Stellvertreterrolle. Zum Teil jedenfalls eine Stellvertreterrolle als jemand, der entscheidend dazu beiträgt, daß der Patient in dieser Gemeinschaft bleiben kann. Stellvertretend für Angehörige, für die Gesellschaft, für alles mögliche. Und da frage ich mich, ob der Arzt nicht manchmal auch überfordert werden kann, wenn zuviele dieser Erwartungen sich auf ihn konzentrieren, insbesondere im Krankenhaus. Und, ob von daher auch wieder ein bißchen von unserer Angst verständlich werden könnte?

Der Arzt als Stellvertreter

„Kann der Arzt nicht manchmal überfordert werden?“

Ich halte diese Kommunikation für das Allerwichtigste zwischen Arzt und Patient. Ich bin überzeugt, daß unendlich viel mehr im Raum schwingt, als man in Worte selbst fassen kann, wenn der Arzt allein schon das Zimmer betritt. Man ist als Patient ja zunächst einmal sehr geschockt. Irgendwie spürt man ja, daß es etwas Schweres ist, was hier in meinem Körper vorgegangen ist. Und diese Schockwirkung hält schon länger an, als man sie sich selbst zugestehen möchte. Und nun halte ich es für ganz, ganz wichtig, daß wir auch unter den Patienten dieses zur Sprache bringen: Überfordere auch nicht deinen Arzt. Denn es gibt doch sicherlich von Mensch zu Mensch Schwingungen der Sympathie und Antipathie. Und das sollte man hier mit ins Spiel bringen. Man kann unmöglich meines Erachtens von einem Arzt erwarten – da liegt man nämlich schief, wenn man das erwartet –, daß dieser Arzt für jede Art Patienten der richtige Arzt ist, sondern der Arzt sollte auch selbst den Mut haben, seine Grenzen zu erkennen und sagen – vielleicht auch die Kollegen unter sich im Krankenhaus: „Also dieser Patient, der würde mir liegen, auf ihn stelle ich mich ein. Ein anderer Patient, mit dem komme ich nicht klar, versuchen Sie es doch mal, Herr Kollege.“ Also, das halte ich für ganz, ganz wichtig, daß der Arzt sich selbst nicht immer wieder überfordert, sondern daß der Arzt auch erkennt, hier ist ein Patient, der auf derselben Ebene, derselben Schwingung liegt. Mir persönlich geht es einfach so, daß ich noch lange nicht bei jedem Arzt weiterkommen könnte, sondern da muß irgendwie eine unausgesprochene Ebene sein zwischen diesem Arzt und diesem Patienten. Und so würde ich das auch mit der Wahrheit sehen. Ich war selbst geschockt, als eine Kollegin mal sagte, die nicht krebskrank ist: „Wenn ich einmal

Sympathie und Antipathie

Dieselbe Ebene, dieselbe Schwingung…

Krebs habe, dann möchte ich das um Gottes Willen nicht wissen. Ich will operiert werden, aber ich will nicht wissen, daß ich Krebs habe." Vielleicht, wenn sie selbst Krebs hat, dann denkt sie anders, aber ich persönlich war sehr geschockt über diese Antwort, und mir ist nur eines immer wieder klar geworden, wie unterschiedlich Menschen sind. Daß es also einfach nicht möglich ist, eine Antwort für alle zu finden, sondern daß einfach jeder Mensch irgendwie andere Erwartungen an das Leben hat, andere Vorstellungen, und er ist dann glücklich, wenn seine Erwartungen und Vorstellungen in Erfüllung gehen.

„Es ist nicht möglich, eine Antwort für alle zu finden."

Dieses typische Beispiel, das Sie gebracht haben, erinnert mich: Mir hat vor etwa eineinviertel Jahren ein Patient gesagt: „Wissen Sie, mit Ihnen kann ich reden, denn wir haben die gleiche Wellenlänge."

Ich möchte gerne noch einmal sprechen. Vielleicht kann ich ein Angebot machen, zumindest für die Klinik. Wenn die Ärzte ein bißchen fauler wären oder nicht so das Gefühl hätten, daß sie alles alleine machen müssen, würden sie nämlich die Schwestern mitbenützen, und das ist ein irrsinniges Potential, weil da auch sehr differenziert unterschiedliche Menschen drin sind. Aber es muß einem eben auch möglich sein, d.h. wir sind ja acht Stunden beim Patienten. Sie sind das am Tag insgesamt höchstens eine Viertelstunde, wenn Sie nicht Praktiker sind. Wenn Sie zusammenarbeiten oder, wenn wir mit Ihnen zusammenarbeiten – bei uns ist das auch nicht immer ganz leicht, muß ich dazu sagen –, dann haben Sie ein höheres Potential, und wenn das zusammenwirkt, dann können sich Patienten sogar die Leute aussuchen, mit denen sie reden. Und sie haben eine schnellere Zugriffszeit, weil sie klingeln, und dann kommt nämlich nicht der Doktor, sondern die Schwester. Und ich glaube, nur in dieser Form ist dieses Problem, auch mit vielfältigen Menschen überhaupt lösbar. Ich wollte noch einmal sagen, daß es für den Patienten von großer Wichtigkeit ist, daß der Arzt Zeit für ihn hat. Und die ist nicht immer gegeben. Oft ist es doch so, daß ein Mensch, der sich nicht artikulieren kann, angstvoll im Bett liegt. Und dann kommt der Chefarzt, Oberarzt mit seinem ganzen Schwanz – wenn ich einmal so sagen darf – ins Krankenzimmer. Der Patient liegt erdrückt vor Angst – und der hat dann auch noch den weißen Kittel an – und die Angst dieses Men-

„Die Schwestern sind ein irrsinniges Potential."

„Der Patient liegt erdrückt vor Angst."

schen, der kriegt gar nicht die Worte heraus. Der hat natürlich etwas auf der Seele, was er loswerden müßte, aber vor Angst vor dieser großen Gruppe: „Ach, heute geht es Ihnen gut, man sieht es ja", die haben ja gar nicht die Möglichkeit. Und darum, wenn so ein Patient da ist, dann würde ich bitten, daß vielleicht die Krankenschwester oder, wie Sie sagen, eine Vertrauensperson, daß die sich zu dem Patienten mal an das Bett setzt, daß der Patient dann, wenn der Chefarzt kommt, die Punkte abrufen kann und sagen: „Das möchte ich". Wissen Sie, ich habe das oft erlebt, daß die Patienten mir gesagt haben: „Der hat ja nie Zeit für mich, und ich habe dann Angst, das muß dann immer schnell, hopp, hopp gehen." Ich spreche jetzt nicht für mich, ich spreche für einen Teil der Patienten, und das sollte vielleicht auch einmal zur Sprache gebracht werden.

„Bei Brustkrebskranken besteht eine unheimliche Aggressivität."

Ich glaube, im Lauf der Jahre bemerkt zu haben, daß bei Brustkrebskranken eine unheimliche Aggressivität besteht. Ich sage unheimlich, weil sie sehr schwierig zu verstehen ist. Und nicht nur gegen die Schwiegermutter und irgendwie in der Familie, irgendwo besteht diese Aggressivität. Und wenn das so ist, dann wird auch der Arzt infiziert durch diese Aggressivität, um so mehr, als heute eigentlich jeder Arzt weiß, daß ein solcher Patient nicht nur zu ihm geht, sondern daß er eine Reihe von paramedizinischen Behandlungsversuchen schon gemacht hat, daß er also einer von diesen Bezugspersonen ist. Er weiß auch nicht: Bin ich wirklich die Vertrauensperson? Bin ich der persönliche Arzt? Ich glaube, daß wir in erster Linie mit kleinen Schritten als Ärzte lernen sollten, ruhig zu ertragen, daß diese Patientin eine ganze Reihe von anderen Behandlungsarten über sich ergehen läßt. Ob sie richtig sind oder nicht, das ist nicht so wichtig. Und in diesem Moment spüre ich bei Aggressivität des anderen in mir selbst etwas, das mich nicht so frei läßt in der Beziehung zu diesem Mitmenschen. Ich glaube, da verbinden sich beide Fragen: Bin ich der persönliche Arzt? Bin ich jemand, der wirklich so angesprochen wird und mit Vertrauen? Oder bin ich einfach in dieser Reihe drin?

„Bin ich der persönliche Arzt?"

Narbe und Prothese – Fremde für immer? 5

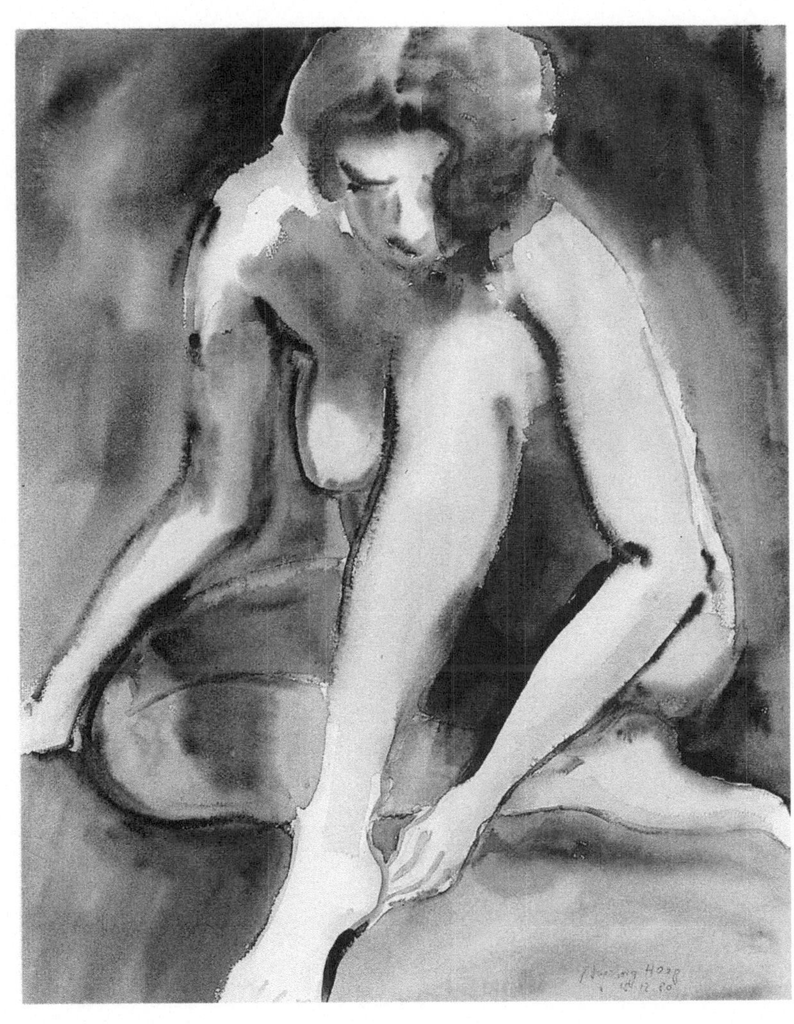

„Ich habe meine Prothese abends unter der eigenen Unterwäsche versteckt ... ich habe sie nicht gemocht."

Ich habe, glaube ich, mich das erste Jahr lang überhaupt nicht im Spiegel angesehen. Ich habe meine Prothese beim Entkleiden abends unter meiner eigenen Unterwäsche versteckt. Ich konnte das nicht annehmen. Ich habe sie nicht gemocht. Erst, als das Rezidiv auf mich zukam. Ich hatte da total den Fußboden unter mir verloren. Da dachte ich: Hier geht es ja nur ums Weiterleben. Das ist ja gar nicht wichtig. Ich habe viele Gespräche mit meinem Arzt darüber geführt – ich habe einen sehr guten Internisten. Also unser Gespräch war nicht nur drei Minuten, sondern oft eine halbe Stunde und etwas länger, bis ich das wirklich in mir aufgenommen habe. Das mußte sein. Ich lebe mit der Narbe, sie schmerzt auch ab und zu. Es gibt Tage, wo ich sie gar nicht ertragen kann, die Prothese. Dann muß ich Watte einlegen. Es geht schon vorübergehend, aber es ist nicht das Gleichgewicht, weil – das darf ich bitte sagen – auch die Größe der Brust eine sehr große Rolle spielt. Wenn eine Frau eine kleinere Brust hat, ist das vielleicht etwas leichter zu vertuschen, aber ist die Brustform größer, ist es einfach schwieriger. Und hinzu kommt bitte noch eins: Das ist die heile Brust, und das ist Watte. Das ist ja alles ungleich an meinem Rücken. Dann habe ich plötzlich Rückenschmerzen, dann muß der Rücken wieder behandelt werden. Also, ich kann nur ein paar Tage Watte tragen, dann muß wieder die Prothese rein. Das ist ein ewiger Bumerang.

„Sie erleben, daß Ihre Symmetrie gestört ist."

Also Sie erleben direkt mechanisch, daß Ihre Symmetrie gestört ist. Sie spüren das am Rücken.

„Ich kann mich mit den beiden großen Narben nicht abfinden."

Darf ich vielleicht auch etwas dazu sagen? Ich hatte 1976 die erste Operation. Nachdem ich einige Jahre später, also vor zwei Jahren, die zweite Operation hatte, da habe ich, als ich noch im Krankenhaus lag, bei mir gedacht: Du bist schlank, da brauchst du an und für sich gar nichts mehr zu tragen. Aber das geht einfach nicht. Ich habe das zu Hause versucht. Man bekommt eine ganz andere Haltung. Der Rücken wird krumm. Ich habe mich selber vor dem Spiegel beobachtet. Das ist unmöglich. Und so wird man dann immer dran erinnert, auch wenn man sich dann abends auszieht. Ich kann mich damit nicht abfinden, mit den beiden großen Narben.

Die Notwendigkeit der Prothese ist also offenbar.

Die muß getragen werden, sonst verliert man die Haltung. Die Prothese ist zum Teil noch unangenehmer als die Narbe. Der weibliche Körper ist eben für die Brust gebaut. Wenn man das nicht macht – ich meine, ich habe das nicht nur einmal versucht, ich habe es öfter versucht –, das geht einfach nicht. Man hat eine ganz schlechte Haltung dadurch.

Darf ich da noch einmal nachfragen? Sie empfinden also das Fehlen der Brust intensiver als die Tatsache, daß eine Narbe da ist?

Ja.

Ich habe ja schon gesagt, daß ich entsetzt war, eine Brust zu verlieren. Ich wußte vor elf Jahren noch gar nicht, was ich überhaupt da rein kriege. Und diese Prothese mochte ich auch nicht mal anfassen und habe sie abends auch weggelegt und habe mich versteckt vor meiner ganzen Familie. Wir sind sonst sehr frei gewesen. Wenn ich mich gerade gewaschen habe – wir haben nie abgeschlossen –, habe ich mich schnell versteckt, hinter Türen bin ich gekrochen, wenn einer kam. Ich hatte auch Sorge darum, daß meine zehnjährigen Söhne eventuell jetzt meine Prothese sehen und einen Ekel davor haben. Dann habe ich einmal dieses Ding abends abgenommen und irgendwo hingelegt, und morgens konnte ich sie nicht finden. Ich wußte einfach nicht, wo ich sie hingelegt hatte, und ich mußte weg. Da kommt mein einer Sohn, der Zehnjährige, und sagt: „Suchst Du was?" Dann sage ich: „Ja, ich suche diese blöde Prothese." – Also ich habe sie so häßlich genannt. Und der Junge geht los und sucht. Da habe ich noch gedacht: Du lieber Gott. – Ich wollte erst noch sagen: „Laß das!" – Auf einmal kommt er an und hat diese Prothese in der Hand, als wäre sie ein Brötchen. Er hatte keinen Ekel davor, er hatte kein Grauen davor. Er hat nur gesagt: „Mutti, hier ist sie doch." – Und seitdem habe ich die Prothese angenommen.

„Die Prothese mochte ich nicht mal anfassen ... ich habe mich vor der ganzen Familie versteckt."

„Auf einmal kommt der Junge an und hat die Prothese in der Hand wie ein Brötchen. Und seitdem habe ich die Prothese angenommen."

Das finde ich sehr, sehr beeindruckend. Ich muß sagen, jetzt ist der Augenblick, in dem ich persönlich am meisten hier lerne. Das muß ich sagen.

Also ich habe eine wunderschöne Narbe, die man kaum sieht. Ich habe es angenommen.

Bei mir ist es ähnlich. Ich hatte auch die große Operation. Ich habe es auch angenommen. Wissen Sie, vor 21 Jahren war das anders. Da war das Thema Krebs absolut tabu. Und als ich operiert worden war, da dachte ich: So, nun bist du die Brust los, aber du bist jetzt gesund. Von Metastasen habe ich überhaupt keine Ahnung gehabt. Ich habe gesagt: Du mußt für deinen Mann jetzt eine vollkommene Frau sein, für deine Kinder eine vollkommene Mutter. Wie machst du das jetzt? – Und habe gesagt: Nimm dich so, wie du bist! Mach das Beste draus! – Habe angefangen, Tennis zu spielen, das hatte mir der Arzt gesagt. Und so habe ich dieses in den Griff bekommen. Meine Narbe wurde zusehends schöner. Es ist nur ein feiner Strich, und wenn ich irgenwohin kam, sagten sie: „Was haben Sie für eine tolle Narbe." – Und so habe ich es angenommen. Ich habe nur bittere Tränen geweint – ich war ja noch verhältnismäßig jung –, daß ich im Sommer keinen Bikini und hübsche Badeanzüge wie die anderen tragen konnte. Ich hatte zwar jemanden gefunden, der mir was gearbeitet hat – damals vor 21 Jahren –, da gab es das noch nicht. Heute haben es die Frauen sehr viel einfacher. Sie können wählen zwischen den schönsten Modellen der Bademode, aber damals war das sehr bitter für mich. Ich wollte auch jung und hübsch sein. Und es ist auch heute noch so, wie Ursula Schmidt sagt, ich beneide die Menschen, die eine schöne Brust haben, ein schönes Dekolleté tragen, die beneide ich ehrlich. Obwohl ich das angenommen habe. Das hat damit nichts zu tun. Ich geniere mich auch nicht, ausgezogen zu sein, das tue ich auch nicht; aber das ist ein Prozeß, der mal so, mal so ist. Es gibt Tage, da leiden sie mehr darunter, und es gibt Tage, da ist es einem dann auch egal. Schmerzen habe ich gar keine.

„Nimm dich so, wie du bist."

„Ich beneide die Menschen, die eine schöne Brust haben."

„Es gibt Tage, da leiden sie mehr darunter ..."

Also das heißt, Sie haben den Verlust annehmen können, aber Sie wissen, daß es ein Verlust ist?

Ja, und ich beneide natürlich auch andere Leute, das muß ich zugeben.

Ich habe auch eine sehr schöne Narbe. Nach meiner Operation habe ich dann die Prothese getragen, und ein halbes Jahr danach hatte ich mich vollkommen damit abgefunden. Ich war auch schon trotz meiner Operation am FKK, auch mit meinen Familienangehörigen. Mein Sohn war damals elf Jahre alt, der war auch immer

„Ich war trotz meiner Operation am FKK."

am FKK dabei. Dem Kind habe ich auch nach der Operation gleich gesagt: „Kind, guck, so seh ich jetzt aus." – Und die Prothese habe ich vollkommen angenommen und bin – Gott sei Dank – froh. Das macht mir heute gar nichts mehr aus. Ich müßte wirklich lügen, wenn es mich irgendwie in einer Art und Weise stören würde. Ich bin recht froh darüber, daß ich so zu dieser Sache stehe.

„Die Prothese habe ich vollkommen angenommen."

Und wie hat der Elfjährige reagiert, als Sie gesagt haben: „So schau ich jetzt aus"?

Der hat gesagt: „Mamma, komm, das macht nichts. Da steckst Du Deine Prothese rein, dann sieht man nichts." – Das war die ganze Reaktion von dem Kind.

Ich möchte vielleicht noch etwas sagen, was auch wichtig ist für Sie. Nach drei Jahren wurde mir ja die zweite Brust abgenommen. Vielleicht klingt es unglaubwürdig: Ich habe mich da wohler gefühlt als nur mit einer Brust. Ja. Ich habe mich wohler gefühlt als nur mit einer. Das wollte keiner glauben, aber es ist wirklich so.

„Nach drei Jahren wurde die zweite Brust abgenommen. Ich habe mich wohler gefühlt als nur mit einer."

Die Symmetrie war wieder hergestellt.

Ja. Ich habe keine sehr schönen Narben. Ich habe mal aus Spaß gesagt: „Jetzt sehe ich aus wie ein junger Bursch." Viele wollten das nicht glauben, aber ich habe mich wohler gefühlt mit gar keiner Brust.

„Jetzt sehe ich aus wie ein junger Bursch."

Bei mir war es so, daß ich die Prothese angenommen habe und eigentlich auch die Narbe. Was bei mir am schlimmsten war: Ich sollte ungefähr ein Jahr später ins Krankenhaus kommen. Und da habe ich gesagt – weil man ja in einem Mehrbettzimmer liegt –: „Was werden die anderen Frauen denken?" Und ich habe es eigentlich vor den anderen Frauen verheimlicht und bin noch herumgerannt und habe mir noch ein Nachthemd gekauft, das gerafft ist, weil bei mir der Unterschied auch besonders stark zu sehen ist. Ganz vertuschen kann man es ja sowieso nie. Ich habe mir extra Nachthemden fürs Krankenhaus gekauft, die ich zu Hause nicht trage, die alle ein bißchen gerafft sind, damit es kaschiert ist, weil ich denke, daß es für die anderen Frauen auch ein Schock ist, wenn sie das sehen. Aber weil man sich zusammen immer

„Was werden die anderen Frauen denken?"

„Ich hatte immer Angst, wie fremde Leute, fremde Frauen, darauf reagieren."

gewaschen hat – und man kann nicht immer als letzte hineingehen –, haben sie es doch alle mitgekriegt. Und nachdem es alle mitgekriegt hatten, habe ich mich nicht mehr geniert. Aber ich hatte immer Angst, wie fremde Leute, fremde Frauen darauf reagieren.

Sie haben Angst gehabt, durch Ihren Anblick andere zu schokkieren. Sie wollten denen den Schock ersparen und haben dann erlebt, daß die gar nicht schockiert waren.

Ich habe schon im Krankenhaus meine Narbe angeschaut, als ich das erste Mal duschen durfte. Das war dann schon ziemlich deprimierend. Ich habe an dem Tag ziemlich geweint. Ich habe mich aber immer angeschaut, ich habe nie den Spiegel verhängt. Dann kam aber eines Tages ein Herr ins Zimmer und hat gesagt, er solle mir eine Prothese vorführen oder zeigen. Da war ich natürlich wahnsinnig schockiert, weil ich mich vor einem wildfremden Mann ausziehen sollte. Die beiden anderen Mitpatientinnen – die eine hatte Unterleibskrebs und die andere hatte eine brusterhaltende Operation gehabt – waren sehr hilfsbereit. Sie haben sich das angeschaut und haben gesagt, dies müßte ich nehmen und dies nicht. Und im nachhinein muß ich fast sagen, es ist vielleicht sogar gut gewesen, daß das ein Mann war. Ich habe dadurch die Prothese irgendwie angenommen und habe keine Schwierigkeiten. Außer einem Mal, als mir unterwegs im Hochsommer mitten in der Fußgängerzone der Büstenhalter aufging. Da habe ich gedacht, noch eine Sekunde länger und es wäre ein Fiasko gewesen. Da wird man sich wieder ganz, ganz stark bewußt, wie entsetzlich das ist.

Sexualität – ein Fremdwort für Brustkrebskranke? 6

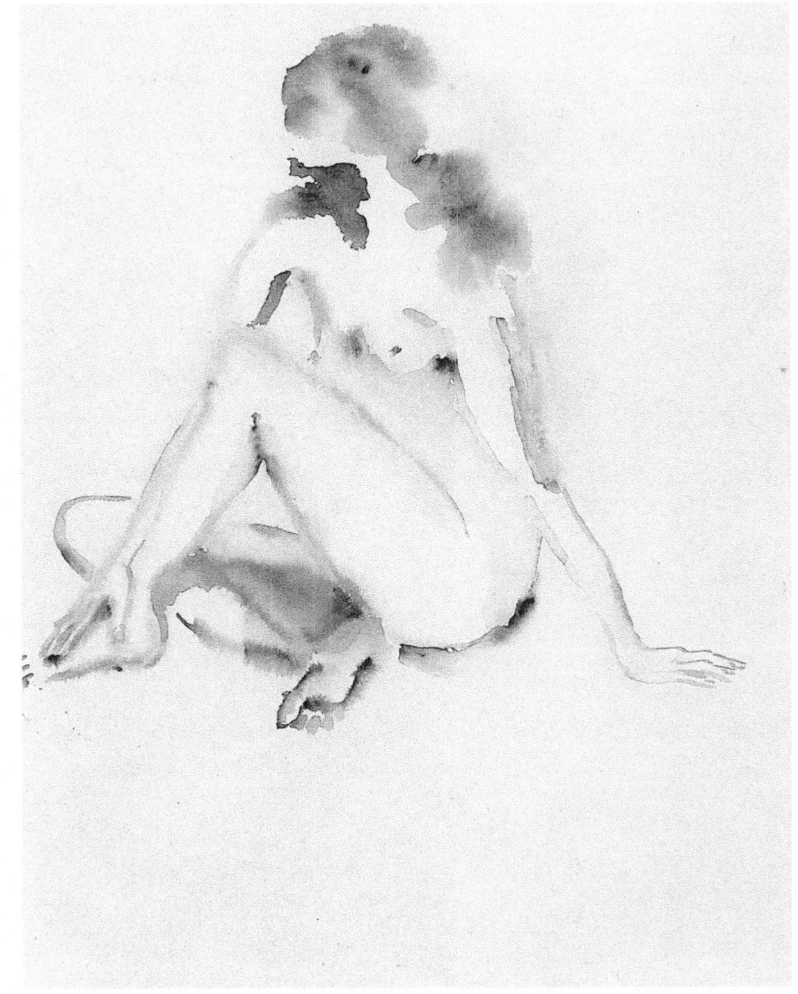

Sie haben uns der Praxis sehr nahe gebracht. Ich möchte Ihnen auch persönlich danken, weil wir wahrscheinlich sonst immer wieder als Ärzte die Gewohnheit haben, krankheitsbezogen zu denken. Und jetzt ist es nicht etwa anonym, sondern sehr individuell geworden. Und Sie haben uns auch der Praxis nahe gebracht, weil Sie von Ihrer Körperlichkeit gesprochen haben. Ich glaube, es hat sehr viel zu tun mit unserem Problem in der Praxis: „Hand oder Wort". Wir untersuchen, und schon in den ersten Minuten dieses Körperkontaktes geschieht etwas außerordentlich Wichtiges. Und wenn wir dann noch etwas so Prägnantes, Penetrantes wie Krebs finden, dann müssen wir, glaube ich, sofort schalten zwischen Hand, also dem Handwerklichen, und dem Wort. Was werden wir sagen? Unsere ersten Sätze, vielleicht sogar der erste Satz kann sehr viel zu tun haben mit der körperbezogenen Angst des Patienten. Das ist nicht eine nackte Angst, das ist nicht eine theoretische Angst. Das fühle ich bei mir, ich erleide, ich erlebe. Und dann möchte ich noch sagen, daraus hat sich eigentlich ergeben, daß es primär um das Verstehen geht, um diese Interaktion zwischen Patienten, Arzt, Naturarzt, Klinik usw. Aber es geht um ein Verständnis, nicht so um Pol und Gegenpol, sondern etwas, das zusammengehört. Aber den Akzent möchte ich auf diese körperbezogene Angst legen. Das hat, glaube ich, viel zu tun mit unserer eigenen Angst oder unserer Unsicherheit als Arzt, wenn wir eben den Krebskranken doch als etwas anderes erleben.

„Hand oder Wort?"

Ich habe meine Brust mit 30 Jahren verloren. Es ist also doch so, daß man doch auch Angst hat, daß man nicht mehr attraktiv ist für den Ehemann, oder so. Und ich weiß, daß ich damals gedacht habe: Gott sei Dank, daß ich jemanden habe. Wie wäre das, wenn ich jetzt noch jemanden finden müßte, und wie bringe ich demjenigen bei, daß ich nur noch eine Brust habe. Seit zwei Jahre hat mich mein Mann verlassen, dabei bin ich also auch allein, und ich weiß nicht, ob ich noch mal jemanden finde. Aber es ist dann auch schwer, sich noch attraktiv zu fühlen als Frau.

„Man hat Angst, nicht mehr attraktiv zu sein für den Ehemann."

Es kommt eigentlich das, was schon eingangs gesagt wurde: Es kommt einfach die Verletzung der Intaktheit der äußeren Erscheinung. Das haben ja auch Sie sehr schön gesagt, daß Sie am Anfang das Wort Krebs nicht erschreckt hat, aber die Entfernung der Brust.

Nein, es hat mich schon erschreckt, das Wort Krebs, aber ich meine es ist ja so, daß die Brust ja nicht bloß die Brust ist wie ein Ohr oder eine Hand, sondern es ist ja etwas sexuell Wichtiges, oder man denkt, daß das wichtig ist für den Ehemann oder so.

„Die Brust ist nicht bloß wie ein Ohr oder eine Hand, sondern etwas sexuell Wichtiges."

Sprechen wir es aus: Ein wichtiges, attraktives Sexualsymbol. Noch dazu, wo wir in einer Zeit leben, wo dieses Organ von der Propaganda hochstilisiert wird und – das muß man auch sagen – mißbraucht wird zum Verkauf von allem Möglichen. Aber das wirkt auch in der Öffentlichkeit mit.

Die Brust – ein wichtiges Sexualsymbol

Ich wollte zu dem, was vorhin gesagt wurde... ich habe also eine sehr „sensible" Ärztin genossen. Die hat mir am Abend, als mir der Professor gesagt hat: „Ihre Brust muß amputiert werden" – ich habe zwar damit gerechnet, aber ich bin dann doch im Moment sicher leichenblaß geworden – etwas Wunderbares gesagt, aber in Anführungszeichen: „Ach Gott, was ist denn dabei. Sie ziehen sich ja doch vor niemandem mehr aus. Ihrem Mann kann das egal sein." Und fort war sie. Also, das hat mich monatelang furchtbar gekränkt und beschäftigt. Ich war sehr dankbar, daß die männlichen Ärzte solche Bemerkungen nicht gemacht haben, sondern eigentlich immer wieder zu verstehen gegeben haben, daß auch Frauen in sehr hohem Alter schockiert sind. Und ich erinnere mich, als Sie das gesagt haben mit dem Spazierengehen. Ich war noch in der Klinik, da hat mich der Arzt sonntags hinausgeschickt und hat gesagt: „Gehen Sie ein bißchen spazieren." Es war ein sehr schöner warmer Herbsttag. Ich schaue sonst eigentlich immer die Gesichter der Menschen an, präge die mir auch ein. Ich habe kein Gesicht gesehen, ich habe keine Beine gesehen, ich habe nichts gesehen, ich habe keinen Mann gesehen, ich habe nur Busen gesehen. Das war entsetzlich. Das ist mir aber dann nachher nicht mehr so passiert.

Die Ärztin sagte: „Sie ziehen sich ja doch vor niemandem mehr aus. Ihrem Mann kann das ja egal sein."

„Ich habe nichts gesehen – nur Busen."

Das muß ich aber jetzt schon betonen, das ist sehr wichtig, daß hier jetzt schon zweimal von Betroffenen geäußert wurde, daß sie zuerst nichts anderes mehr als Busen gesehen haben.

Ich hatte zum Glück meine Tochter dabeigehabt und konnte ihr das gleich sagen und bin es dann damit wahrscheinlich losgeworden. Also nachher habe ich dann wieder die Gesichter angeschaut.

„Es ist für mich irgendwie neu, wie vehement das gesagt wird.“

Aber es ist doch sehr wichtig und für mich durchaus einfühlbar, aber doch irgendwie neu, wie vehement das gesagt wurde.

Bei mir wurde erst der Knoten entfernt, und da dachte ich schon nach drei Tagen, ich darf nach Hause. Da sagte der Arzt: „Wir müssen die Brust abnehmen.“ Da war mein erster Gedanke: Da kann ich ja nicht mehr nach K.; K. ist ein kleiner See in Kärnten, und da sind wir FKK-Anhänger. Also das war mein „Jetzt-kann-ich-da-nicht-mehr-hin“. Und das ist so wie in einer Familie dort. Dann kam ich wieder nach Hause, und mein Mann hat dann ganz selbstverständlich ein Programm gemacht; hat Kärnten vorbereitet. Dann habe ich gedacht: Das kann ich ihm ja nicht antun; er fühlt sich ja da so wohl; was mache ich denn jetzt bloß? Dann habe ich überlegt, ob ich einen hautfarbenen BH anziehe oder was ich mache. Na ja, ich habe dann ein Oberteil von einem Badeanzug angezogen, und da sagte dann so ein Münchner Junge zu mir: „Was hast denn Du da? Das brauchst doch hier net.“ Und da sagte ich zu ihm: „Ja weißt Du, ich habe da eine Narbe, und die zeige ich nicht so gerne.“ Und dann habe ich gegrübelt und überlegt, und dann habe ich gesehen, daß die anderen, um den Sonnenbrand zu vermeiden, ein Handtuch umgehängt haben. Dann habe ich in den nächsten Jahren ein Handtuch umgehängt und mit einer Wäscheklammer festgemacht. Wenn ich ins Wasser gegangen bin, habe ich immer geschaut, ob mich niemand sieht, das Handtuch hingelegt, geschwommen, wieder zurück. Früher bin ich ein ganzes Stück geschwommen, woanders raus und wieder zurückgelaufen, und so habe ich das dann ein paar Jahre gemacht. Ich habe noch zwei Töchter, und da war unsere jüngste Tochter mal dabei, und da sagte sie: „Ach Mutti, laß doch das Handtuch weg, da sind doch auch welche, die haben nur ein Bein. Das brauchst Du doch nicht, das sieht doch nicht unästhetisch aus.“ Wir haben da ein Tageszelt, in dem wir auch kochen. Und dann habe ich, wenn ich mich am Zelt aufgehalten habe, das Handtuch weggelassen. Wenn ich durch das Gelände gelaufen bin, habe ich das Handtuch wieder umgehängt. Vor zwei Jahren haben uns Freunde in Klagenfurt schon erwartet und haben mir dann eingeheizt und gesagt: „Versprich uns jetzt, daß Du Dein Handtuch wegläßt. In Darmstadt, da rennen so viele so rum, und kein Mensch stört sich dran.“ Und da habe ich es denen dann versprochen und habe mich dazu überwunden und habe es weggelassen. Ich spiele Federball und schwimme, und ich habe bei den anderen eigentlich nur Anerkennung gesehen. Ein Arzt aus Wien, der freut sich jedes Jahr, wenn er mich sieht, und sagt, ich sei ein Vorbild. Ich muß aber dazu sagen, daß mir die Familie sehr geholfen hat. Also, mein Mann hat mir gezeigt, daß er mich genauso lieb hat – auch nur mit einer Brust – und hat mir treu zur Seite gestanden und meine Kinder auch.

„Mein Mann hat mir gezeigt, daß er mich genauso lieb hat – auch nur mit einer Brust."

Ich habe auch noch einen Kommentar, was meinen Mann betrifft. Als mein Mann an Prostatakrebs erkrankte, hat ihn auch das Wort Krebs überhaupt nicht erschüttert. Er wußte, ich lebe schon so lange mit dem Krebs. Aber daß man ihm die Hoden weggenommen hat, das konnte er wirklich monatelang nicht begreifen. Es war sehr schwer für mich, wieder zusammenzukommen. Das begreift er heute eigentlich noch nicht richtig, das Körperliche.

„Was meinen Mann betrifft – er erkrankte an Prostatakrebs."

Und Sie können aber durch Ihr Schicksal begreifen, daß er es so schwer hat...

Ich habe ihm sogar geholfen. Mein Mann hatte furchtbare Angst – ich sage ganz ehrlich, wie es ist –, ich würde fremdgehen. Wir haben sehr gerne noch zusammen geschlafen. Überhaupt erst wieder nach meiner Krankheit war das... Und das war jetzt dieser Schock für ihn. Er hat wörtlich zu mir gesagt: „Du suchst Dir vielleicht einen anderen." Und das konnte ich nicht begreifen. Ich hatte an meinem Mann sehr viel Hilfe, und da bin ich zu einem Urologen gegangen und habe gefragt, ob da wirklich gar nichts mehr ist. Ich rede jetzt sehr frei, aber ich glaube, das ist sehr gut. Und da bin ich zu einem Urologen gegangen und habe ihm gesagt, daß mein Mann so darunter leidet und ich ihm helfen möchte; er hat mir ja auch geholfen. Da hat mir der Urologe gesagt: „Zu einem Orgasmus kann Ihr Mann nicht mehr kommen." Ich wußte das auch nicht alles, wie das geht. Und er zeigt auch nicht mehr diese Gefühle, die man vorher als Mann hat, aber er würde immer wieder zu einer Erektion kommen, wenn ich ihm dabei helfen würde. Und das hat wieder geklappt. Das finde ich so wunderschön. Das ist etwas, was so junge Leute – bei so jungen Leuten, die geben die Hoffnung gleich auf. Das ist etwas, was ich mal gerne weitergeben möchte. Meine Kinder sagten immer: „Ihr seid 60 Jahre, da könnt Ihr ja auch mal aufhören und so." Sicherlich hätten wir das auch gekonnt, aber ich habe einfach gedacht, es muß eine Möglichkeit geben, und ich versuche es jedenfalls. Und ich habe es versucht, und es hat sich gelohnt.

Familie und soziales Umfeld – Erlebnisse mit den anderen 7

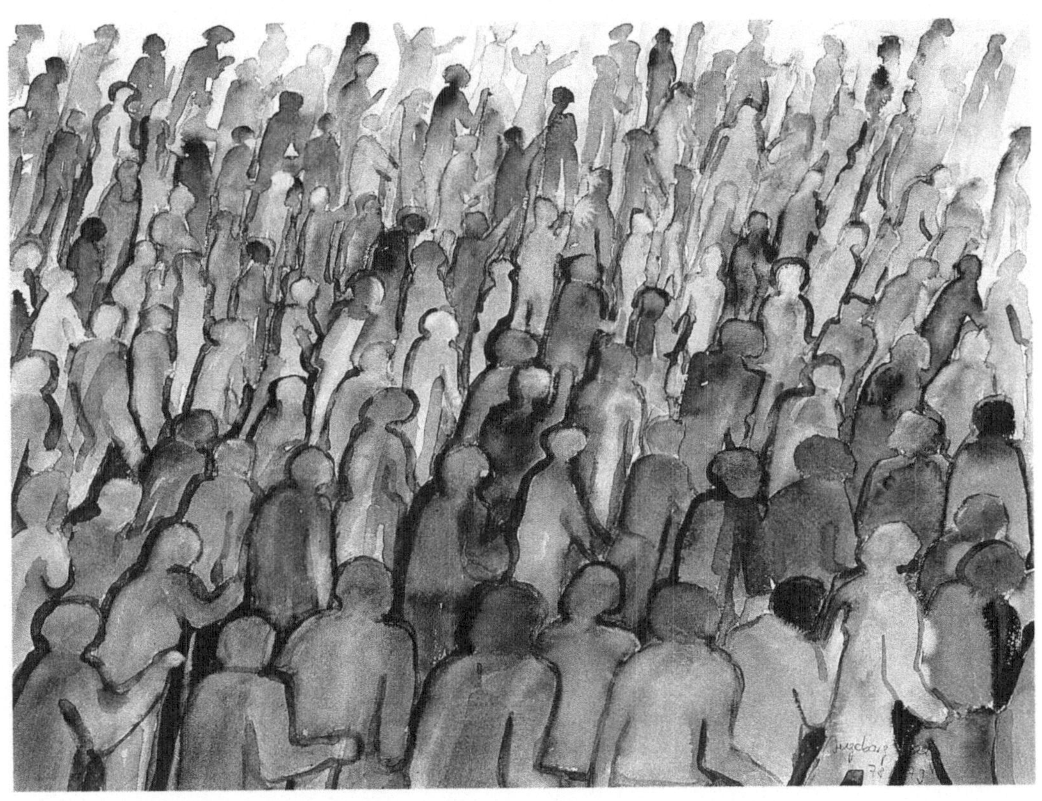

„Ich habe meine Familie fast kaputtgemacht."

Ich habe eigentlich im ersten oder zweiten Jahr fast meine Familie kaputtgemacht. Aber ich weiß, meine Kinder wurden schlechter in der Schule, ich bekam Anrufe vom Lehrer, ich möchte doch mal kommen. Ich habe einen Sohn, der sehr intelligent ist und der auf einmal so furchtbar nachließ. Ich bin dann zum Lehrer gegangen. Wir sind dann sogar zu einem Psychologen gegangen, und der hat mich dann gefragt, ob das an mir liegen könnte. Da habe ich gesagt: „Nein, auf keinen Fall." – Sehr viele Gespräche haben wir geführt, und der hat mir eigentlich zu verstehen gegeben, daß die Kinder jetzt aggressiv wurden, und daß sie das durch meine Krankheit geworden sind, weil ich die ersten Jahre nicht so richtig damit fertig geworden bin. Das hat sich so sehr auf meine Kinder – damals waren sie zehn Jahre – übertragen, daß fast unser Familienleben kaputt ging. Die Jungen waren so aggressiv geworden. Sie standen dann vor mir und redeten. Damals wollte ich noch nicht begreifen, daß das auch eigentlich Verzweiflung war – ihre Mutter könnte ja nun sterben. Ich habe nur immer gedacht: Ihr steht da, ihr habt Nerven. Ich hab keine mehr. Und ihr hackt auf mir rum. Bis ich begriff, daß ich Schuld hatte. Und trotzdem ist es sehr schwer gewesen, das alles wieder in Ordnung zu bringen. Wir haben dann versucht, uns zusammenzusetzen und darüber zu reden. Auch das klappte nicht gleich. Das hat sehr, sehr lange gedauert. Aber ich wollte nicht wahrhaben, daß ich die Schuldige daran war. Heute kann ich sagen, daß ich das gewesen bin. Das ist etwas, was mir sehr, sehr leid tut. Ich habe auch eine Tochter, die war damals 23 Jahre. Heute verstehe ich das auch, damals war ich böse. Da wollte ich mit ihr reden, und sie sagte – weil ich auch immer wieder etwas Neues bekam: „Mutti, ich kann da nicht mehr drüber reden." – Und ich konnte das einfach nicht verstehen. Ich habe gesagt: „Wo gehst Du nun noch hin?" – Zwei Tage später kam sie zu mir und sagte: „Entschuldige bitte, daß ich das gesagt habe. Ich habe das so nicht gemeint. Ich habe Angst, Du könntest sterben." – Heute sehe ich das alles ganz anders, als ich es früher gesehen habe. Ich sagte ja, manchmal tut mir das sehr, sehr leid, daß ich fast die Familie zerstört hätte, dadurch, daß ich so darunter gelitten habe, zuerst. Ich hatte gar keine Zeit, über mich selbst nachzudenken. Ich habe nur immer gedacht: Was geht hier in der Familie vor? – Und dabei war ich das gewesen.

„Die Kinder wurden aggressiv."

Das Kind: „Ich habe Angst, Du könntest sterben."

„Ich hatte gar keine Zeit, über mich selbst nachzudenken."

Darf ich da jetzt gleich eine Frage stellen? Wie ist das eigentlich, wenn man solche Erfahrungen hat? Sie haben ja geschildert, es ist auch für die Kinder schwer. Kann jemand etwas dazu sagen? Ist es mit Söhnen, denen ja nicht das gleiche Schicksal drohen kann, leichter, als mit Töchtern zu reden?

„Ist es mit Söhnen leichter, als mit Töchtern zu reden?"

Ich hatte auch einen erwachsenen Sohn. Der war damals auch schon über 20. Der hat das nicht so tragisch genommen. Ich bin immer zu meiner Schwiegertochter gegangen. Sie hatte nicht so ein tiefes Gefühl für mich, sie bangte nicht so wie meine Tochter um ihre Mutter. Und wenn ich seelisch mal so sehr am Ende war, habe ich mich aufs Rad gesetzt und bin zu meiner Schwiegertochter gefahren. Mit der konnte ich mich wirklich so richtig ausquatschen.

Die konnte leichter zuhören.

Ja. Ohne Angst. Aber mein ältester Sohn hat nicht so sehr darunter gelitten. Das weiß ich. Mein Sohn ist jetzt 30. Er ist sehr introvertiert, und es war eigentlich jahrelang ein etwas distanziertes Verhältnis zwischen uns. Wir haben nicht viel miteinander geredet. Und als ich ihn anrief und gesagt habe: „Ich habe Krebs, ich muß ins Krankenhaus." Da hat er gesagt: „Ich komme morgen." – Darauf hat sich unser Verhältnis so positiv verändert. Er hat allerdings sehr viel mehr Verständnis für die Krankheit gehabt – jetzt nicht für Brustkrebs, sondern für Krebs überhaupt –, weil er kurz vorher in der Strahlenklinik seinen Zivildienst abgeleistet hatte. Und dann war er so erschüttert über die Tatsache. Er ist dann auch zum Professor gegangen und hat mit ihm gesprochen, wie das mit mir weitergeht, wie meine Chancen sind. Und das war eigentlich für mich ein großes Geschenk. Er hat zwar natürlich nicht die Angst für sich, daß er es bekommt, aber daß er sich mir mehr zuwendet, auf seine Art. Er kann das nicht so sehr äußern. Wir sprechen auch wenig drüber.

„Mein Sohn wendet sich mir jetzt mehr zu."

Aber Sie haben es gespürt.

Ich habe es sehr gespürt. Während meine Tochter, die acht Jahre jünger ist, eigentlich – sie wollte sowieso aus dem Haus gehen. Also ich habe gedacht, das war dann so der letzte Anlaß zur Flucht nach draußen. Sie ist also dann ganz abrupt weggegangen.

Sie hat es nicht ertragen.

Ich weiß es nicht. Sie hat mir nie gesagt, ob das nun auch noch mit dazu beigetragen hat. Ich vermute es fast.

Bei einer Familie habe ich jetzt folgendes beeindruckende Beispiel erlebt. Es ist eine 15jährige Tochter und ein 11jähriger Junge da. Als die Mutter vom Krankenhaus nach Hause kam, als die Diagnose „Krebs" fiel, war die erste Anfrage der Tochter: „Mami, kann ich das auch kriegen?" – Da hat die Mutter gesagt: „Nein. – D.h., ich weiß es nicht. Wahrscheinlich – nein". Sie wollte sie beruhigen. Da sie es nicht vollkommen negiert hat, hat die Tochter mindestens drei Wochen gebraucht, in denen sie keinen Kontakt nach außen hatte. Sie hat sich in ihr Zimmer eingeschlossen. Sie hat nur noch geweint, hat zu keinem Menschen Kontakt mehr aufgenommen. Der Junge hat das auch mitgekriegt und hat zu der Mutter spontan gesagt: „Mami, mach Dir wegen der dummen Brust keine Sorgen, wir haben Dich trotzdem lieb." Diese zwei Aussagen waren für mich unwahrscheinlich wichtig, dieses ganz konträre Verhalten zwischen Mädchen und zwischen Jungen.

„Mami, mach Dir wegen der dummen Brust keine Sorgen. Wir haben Dich trotzdem lieb."

Mir erging es in zweieinhalb Jahren eigentlich so, daß ich mich bei niemand so sicher fühlte wie in Anwesenheit meines Sohnes. Ich habe das früher nicht erlebt bei ihm, aber er kommt auch nicht so sehr oft. Er ist in Erlangen. Aber irgendwie, wenn er kommt, verliere ich die Angst. Und das passiert mir eigentlich sonst bei niemandem.

„Wenn mein Sohn kommt, verliere ich die Angst."

Ich suche den Kontakt mit Menschen. Ich schließe mich nicht ab, ich bin gern in der Gruppe und höre mir auch die Sorgen von den anderen an. Und als vorhin die Frage auftauchte, wie der Ehemann mitmacht usw., da habe ich leider sehr traurige Erfahrungen in unserer Gruppe gemacht, gerade bei jüngeren Frauen. Eine 35jährige Frau, eine sehr gut aussehende, deren Mann hat sich gleich nach der Operation von ihr abgewendet und hatte eine andere Frau. Die Frau hat es keine zwei Jahre geschafft. Sie hat aufgegeben. Sie hat nicht gekämpft. Sie hat gesagt: „Ich bin also brustamputiert. Ich gebe es auf, ich kann nicht darum kämpfen, weil eine andere Frau dazu gekommen ist." Das ist bei jüngeren Frauen, glaube ich, noch schlimmer. Bei uns älteren, die wir ja nun jahrelang mit dem Mann zusammenleben, ist es vielleicht etwas besser. Aber eine junge Frau muß es sehr, sehr schwer haben.

„Ob Ehepartner beim Arztgespräch dabei sein sollen ...?"

Ich wollte auf die Frage eingehen, ob Ehepartner beim Arztgespräch dabei sein sollen. Ich finde das sogar sehr wichtig. Wenn ich damals nicht so allein gewesen wäre, bei meiner ersten Operation, wenn mein Mann dabeigewesen wäre, und man hätte mit uns beiden schon ruhig darüber gesprochen, hätte ich das nie so schwer getragen.

„Es ist nicht nur der Körper, der therapiert werden muß – denn meine Seele gehört auch irgendwie mit dazu."

Ich finde, daß es für den Mann, ich kann nur für meinen Mann hier sprechen – Kinder haben wir nicht –, daß es für den irgendwie noch schwerer ist, das anzunehmen, weil er so hilflos ist. Er flippt dann immer völlig aus. Nun ist das ja nicht das erste Mal bei mir. Dann sage ich immer zu meinem Arzt: „Sagen Sie das meinem Mann, ich habe Angst." – Bei ihm muß er sich wenigstens noch ein bißchen zusammennehmen, dann flippt er nicht so aus. Dann bitte ich darum, daß wir beide zusammen rein gehen zu diesem bestimmten Gespräch, daß er dabei ist. Dann wird gemeinsam zu dritt besprochen, was wir tun wollen, was der Arzt vorschlägt. Mit dem bin ich auch nicht immer einverstanden. Wir beraten dann zu dritt, was für mich das Beste wäre. Denn meine Seele gehört ja auch irgendwie mit dazu. Es ist ja nicht nur der Körper, der therapiert werden muß, sondern da ist ja auch in mir etwas. Je mehr man mir etwas aufoktroyieren will, desto mehr empfinde ich das als Kapitulation meiner selbst, daß ich nicht mehr in der Lage bin, und mein Körper nicht mehr in der Lage ist, das selber zu schaffen, und daß man sich in Abhängigkeit von Pillen begeben muß. Das ist für mich ein Problem. Ich muß es haben im Augenblick oder wahrscheinlich überhaupt immer. Das ist für mich auch ein Problem, daß ich damit eigentlich nicht fertig werde, daß ich abhängig bin von solchen Tabletten, mein Leben lang. Ich weiß auch gar nicht, was die in mir richtig machen, wie lange so etwas dauert. Und irgendwie vergesse ich immer, sie einzunehmen. Mein Mann zählt sie morgens ab und legt sie mir hin. Und dann gucke ich immer: Aha, da liegen sie noch, du hast sie nicht genommen. Und wenn sie nicht mehr liegen, hast du sie irgendwie geschluckt. Das ist wahrscheinlich dieser Abwehrmechanismus, daß ich sie eben sehr ungern nehme, obwohl ich vom Verstand her weiß, daß sie mir wahrscheinlich helfen, daß ich wieder so bin, wie ich bin. Aber manchmal frage ich mich, ob ich es nicht alleine auch geschafft hätte.

Also sie schlucken physisch die Pillen, aber seelisch verdrängen Sie sie.

„Der Mann ist noch viel hilfloser."

Der Mann steht in seiner Hilflosigkeit dabei und weiß eigentlich nicht, wie er helfen soll. Der Mann ist eigentlich fast schlimmer dran als man selbst. Wenn ich jetzt selber weiß: Du mußt jetzt wieder runter, du mußt wieder zur Operation. Dann weiß ich: Es wird schlimm, das tut weh. Aber irgendwie kann ich was tun. Ich kann mich dem Operateur oder dem Arzt anvertrauen, von dem ich dann auch erwarte – und ich vertraue auch darauf –, daß er mir hilft. Dann denke ich, ich kann meine Kräfte einsetzen, daß ich wieder von vorne anfange. Ich fange dann eben einfach noch einmal wieder von vorne an. Der Mann, finde ich, ist noch viel hilfloser. Der steht dabei und sieht, daß man Schmerzen hat, sieht, daß es einem wieder so schlecht geht, daß man wieder nicht laufen kann. Er weiß gar nicht, was er machen kann. Er ist hilflos. Ich finde, wir selber können mit unserer Kraft doch ungeheuer viel machen und sind eigentlich noch besser dran, obwohl wir das durchmachen müssen.

Miteinander reden, einander helfen – Hilfe zur Selbsthilfe 8

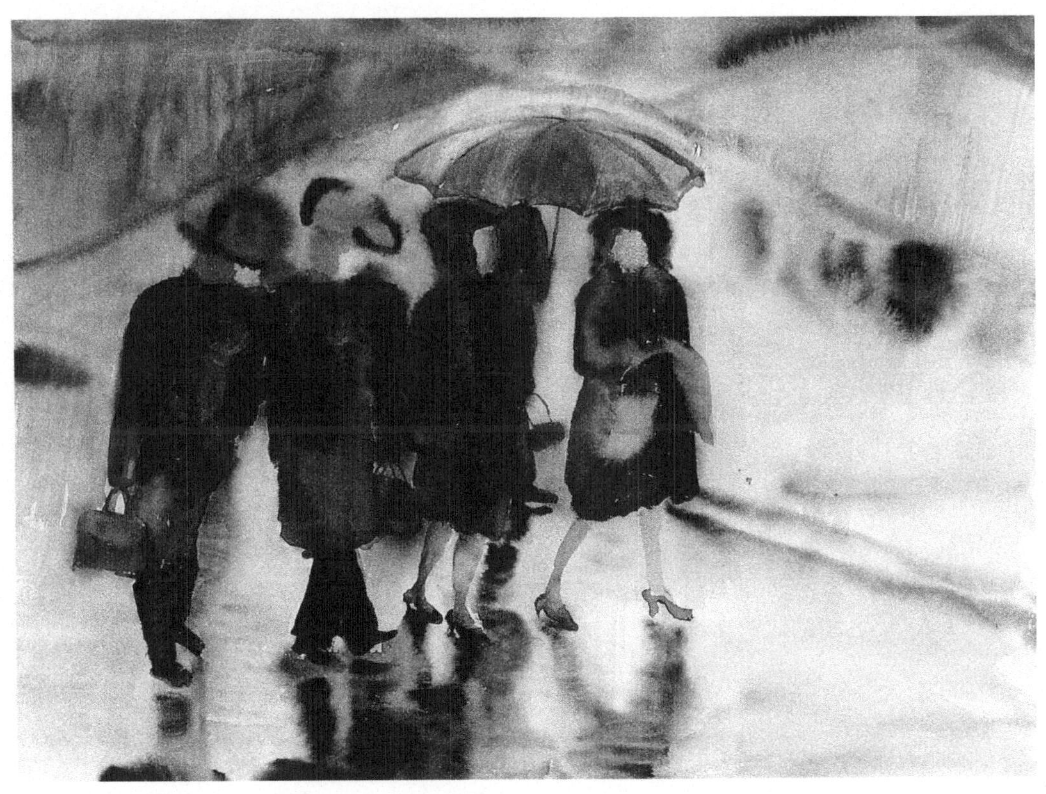

„Frauenselbsthilfe – wir haben sie ganz bewußt nach Krebs benannt."

Die Tabus abbauen.

Ich glaube, es war ein sehr wesentliches Anliegen unserer Frauenselbsthilfe – wir haben sie ganz bewußt „nach Krebs" benannt –, um dieses Wort Krebs einmal aus dieser Atmosphäre herauszulösen, um ganz klar einmal auch in die Öffentlichkeit zu tragen: „Ja, ich habe Krebs und mit Krebs, ganz gleich, wie weit er jetzt fortgeschritten ist, kann ich leben, will ich leben und lebe ich." Dieses Tabu abzubauen, war für uns ganz wichtig, damit die Angst unter der Menschheit vor dem Wort Krebs einfach weitestgehend abgebaut wird.

Ich möchte auch sagen, daß mich das gestern Nachmittag auf für mich fast unerwartete Weise bewegt hat. Ich möchte es auch gerade an Ihnen, Frau Schmidt, festmachen. Wir sind nämlich schon sehr oft zusammengetroffen. Und das war das erste Mal, wo ich Sie wirklich als Betroffene erlebt habe und nicht als Bundesvorsitzende und die anderen als Gruppenleiterinnen. Das war für mich eine völlig neue, schöne Erfahrung.

„Wollt Ihr den totalen Krieg?"

Diese Aufgabe der Frauenselbsthilfe nach Krebs erinnert mich an den Satz, der gestern wiederholt und fordernd von Frau Tams hier an die Ärzte in den Raum gestellt wurde: „Wollen Sie wirklich den aufgeklärten Patienten?" – Ich habe einfach plötzlich gehört: „Wollt Ihr den totalen Krieg?" – Goebbels –. Und die Antworten stehen noch aus. Ich kann nur für mich antworten. Ich bin Berater *über* und *mit* Selbsthilfegruppen. Seit über sechs Jahren bin ich also vom Schreibtisch ganz weg und berate einmal die Ärzte über Selbsthilfegruppen und auch andere berufliche Helfer, aber besonders Ärzte, und gehe in Selbsthilfegruppen, beratend, wenn es gewünscht ist. Und da kann ich Ihnen von mir aus antworten: „Ja, der aufgeklärte Patient ist die Voraussetzung, daß ich überhaupt in Aktion treten kann."
Dann habe ich hier noch deutlicher gelernt durch Sie, durch die Familie Steil, es muß sogar auch die Familie aufgeklärt sein.
Und zur anderen Antwort, Berater in Selbsthilfegruppen, da geht es um die zwei Seuchen der Gegenwart: den Krebs – die Seuche der Gegenwart, wie ihn ja Herr Linder nannte – und die Alkoholkrankheit. Und Frau Sellschopp weist ja darauf hin, wie häufig in den Gruppen auch das Thema Alkohol eine Rolle spielt, wenn es der Betroffene nicht mehr ertragen kann oder die Angehörigen. Ich erinnere mich, wie ein Teilnehmer in einem Gruppengespräch bei

den Anonymen Alkoholikern sagte: „Ich bin froh, daß ich alkoholkrank bin und nicht krebskrank oder einen Infarkt habe. Und dann sagte eine Frau: „Ich heiße ... Ich bin Alkoholikerin *und* krebskrank." Sie hat dann von ihrem Krebs erzählt und gesagt: „Ich bin hier, weil ich nüchtern sterben will."

„Ich bin froh, daß ich alkoholkrank bin und nicht krebskrank."

Ich habe dann auch andere Betroffene kennengelernt, die wegen ihrer Amputation noch mit Krücken kamen. Sie hatten ihre Primärkrankheit Alkoholismus zum Stillstand gebracht und dann den Krebs erlebt und angenommen und den Sinn – nach Frankl, der hier auch erwähnt wurde – darin gesehen, nüchtern diese Krankheit zu verarbeiten. Das hat mich unheimlich beeindruckt. Und auf der anderen Seite kommen natürlich auch indirekt Betroffene, Angehörige, zu den Abstinenzgruppen, die es nicht mehr ertragen konnten, bei denen das Faß überläuft. Ich glaube, daß hier Betroffene unter Betroffenen eine ganz neue Dimension sind.

„Betroffene unter Betroffenen: eine neue Dimension."

Es gibt zwei Geheimnisse in der Familie, die gewahrt werden, solange es nur geht. Das eine ist: Es darf niemand erfahren, daß einer Krebs hat. Und das andere: Es darf niemand erfahren, daß einer in der Familie süchtig ist. – Ich glaube, die Notwendigkeit der Aufklärung der Gesellschaft hierüber ist von größter Wichtigkeit. Die Aufgeklärtheit und Offenheit von Ihnen und Familie Steil ist für mich eigentlich hier mit das schönste Erlebnis.

Ich habe gemerkt, daß ich irgendwie so, wie ich lebe, nicht weiterleben kann und daß ich das allein nicht schaffe. Da habe ich um Hilfe gerufen, habe es hinausgeschrien. Und mir ist Hilfe zuteil geworden, indem ich in Gruppengesprächen oder mit anderen Menschen im Gespräch oder in Seminaren, die dann dafür zuständig waren, darüber geredet habe. Ich bin eigentlich ganz fleißig dabei, in mir etwas zurechtzurücken, so daß ich irgendwie wieder fester auf dem Boden stehe und wieder Wurzeln nach unten schlage. Ich habe einmal ein Bild gemalt. Das fand ich für mich irgendwie typisch. Wir waren alle auch so in einer Runde, hatten Papier, und jeder sollte etwas zeichnen, was er sein wollte. Und ich denke: Ach, ich möchte ein Schmetterling sein, bunt, und dann fliege ich von Blume zu Blume und nehme die Schönheiten der Blume mit. Also ich male meinen Schmetterling, und er sieht auch schön aus. Und dann kommt ein anderer und malt etwas anderes und fährt mit einem Strich – er wollte irgendeine Verbindung schaffen – über meinen Schmetterling drüber. Und das war, als ob

„Ich habe einmal ein Bild gemalt – ich möchte ein Schmetterling sein ..."

mir ein Messer durchs Herz ging. Und dann kommt noch einer und – juchhu! – bums, haut er auch so rüber. Es war zweimal, als ob mir ein Messer durchs Herz ging. Dann kam mir irgenwie zum Bewußtsein, mit Schmetterling ist wohl nichts mehr. Vielleicht vorbei. Oder: Schmetterling ist nur Schweben und nur das Schöne? Irgendwie ist das in diesem Seminar dann so gewachsen. Dann sollten wir nachher in der Abschlußrunde noch etwas dazu sagen, was wir so geworden wären. Und da dachte ich: Nur das Schweben, unten nichts, oben nichts, das geht nicht mehr. Dann habe ich einen Baum gewählt, der die Wurzeln in der Erde hat. Jetzt versuche ich, die Wurzeln in die Erde zu kriegen, damit der Stamm kräftig wird und damit die Blüten und Blätter zur Sonne, zum Himmel emporwachsen. Da möchte ich gerne hinkommen. Auf dem Wege bin ich so langsam.

„Man muß die Angst der Ärzte vor den Selbsthilfegruppen wegnehmen."

Zu der Frage des Umsetzens in die Praxis gibt es in erster Linie eins, was man machen muß, daß man die Angst der Ärzte vor den Selbsthilfegruppen wegnehmen muß. D.h., daß man von vornherein dem Arzt klarmachen muß, daß die Selbsthilfegruppe kein Konkurrenzunternehmen bezüglich Krankheit ist, sondern daß die Selbsthilfegruppe eine Vereinigung von Frauen ist, die aufgrund ihrer Krankheit gefühlsbetont, hier ihre Krankheit dem Arzt nahebringen wollen. D.h., die dem Arzt vermitteln wollen, daß auch er im Mitgefühl in die Gruppen hineingeht, dort – nicht nur von seiner wissenschaftlichen Seite her, sondern auch vom emotional Betonten, vom Gefühl her – die Frauen mit der Krankheit begleitet. Man sollte versuchen – hier in die allgemeine Praxis, auch in die Klinik hinein –, einen Kontakt derart herzustellen, daß Frauen, die betroffen sind, durch Klinikärzte – ich meine, daran mangelt es auch – neuerkrankte Frauen kennenlernen und hier in einer Symbiose zusammen mit den Neuerkrankten und mit den Frauen, die die Erfahrung haben, arbeiten. Das eine, was mich immer wieder bedrückt, ist, daß hier die Frauen sitzen, die an sich mit ihrer Krankheit fertigwerden. Aber es sind Tausende von Frauen, die draußen sitzen und die in der Anonymität sind, die nicht mit ihrer Krankheit fertigwerden. Und es wäre wichtig, die in die Gruppen hineinzukriegen, denen zu zeigen, wie es mit Krebserkrankung weitergehen kann. Ich meine, das ist doch die Aufgabe, zu vermitteln zwischen diesen Frauen und denen, die hier bei uns sind und in einer für uns unwahrscheinlichen Art und Weise ihre Krankheit

„Es gibt Tausende von Frauen, die draußen in der Anonymität sind und nicht mit ihrer Krankheit fertigwerden."

gemeistert haben. Die müssen jetzt versuchen, den harten Weg zu gehen, uns Ärzte über ihr Verhalten aufzuklären und über uns zu versuchen, Kontakt zu den anderen zu kriegen. Ich meine, daß geht nicht über medizinisch-technische Dinge, sondern das geht nur über das Gefühl, über die Gemeinsamkeit, die sich mit der Krankheit verbindet.

Wir sind in unserer Selbsthilfegruppe einfach von unserem Wege überzeugt. Ich bin auch sehr froh, daß ich seit neun Jahren unser Programm mit den fünf Punkten in keiner Weise ändern mußte. Wir arbeiten heute – und es ist eine echte Arbeit, die wir am Kranken leisten – in der gleichen Weise wie vor neun Jahren. Wenn ich die Gruppen leite, wenn ich nicht nur die hier Anwesenden, sondern auch die anderen immer wieder frage, so bekomme ich immer die gleiche Antwort: „Ich habe eine neue Aufgabe gefunden in meinem Leben; meine Krankheit hat mir einen Gewinn gebracht. Ich bin glücklich in meinem Wirken am Nächsten." Selbsthilfegruppen sind einfach noch ein Novum. Ich habe schon immer den Namen „Balint-Gruppen" gekannt. Die sind schon irgendwie wissenschaftlich anerkannt. Balint-Gruppen sind ein Teil der Psychologie, die stehen fest. Selbsthilfegruppen, wo die Betroffenen selbst zusammenkommen, sind ein Novum. Hier müssen wir einfach diesen Zeitfaktor mit einsetzen und dürfen auf unserem Wege nicht mutlos werden. Diesen Weg müssen wir so weitergehen, weil nicht nur wir persönlich einen ungeheuren Gewinn durch unser Wirken haben, sondern wir haben oft hören dürfen: „Ich wäre nicht mehr am Leben heute, wenn ich nicht diese Gruppe gefunden hätte." – Das habe ich schon sehr oft gehört. Da sieht man doch, wie stark dieses Psychische in diese Krankheit hineingreift. Wir sind keine Experten der Psychologie, aber wir wünschen ein Miteinander mit der Wissenschaft, und wir sind alle sehr, sehr dankbar für Ihr offenes Wort, für Ihr Öffnen uns gegenüber und stellen uns jederzeit gern weiter zur Verfügung.

„Ich bin glücklich in meinem Wirken am Nächsten."

„Ich wäre nicht mehr am Leben heute, wenn ich nicht diese Gruppe gefunden hätte."

Den Arzt gibt es nicht, *die* Selbsthilfegruppen gibt es auch nicht. – Ich kann auch die Ärzte nicht ändern in ihren Einstellungen zur Selbsthilfegruppe. Ich kann mich nur selbst ändern und dadurch vielleicht andere wieder anstoßen. Aber die Selbsthilfegruppen sind ja einmal kleine Gruppen, die sich dann in Selbsthilfeorganisationen zusammenschließen können. Ich muß mir genau vor Ort die Selbsthilfeszene ansehen. Ich glaube, das ist ganz wichtig für den Arzt, daß er sich mehr über den Patienten, den Partner, die Familie und Nachbarschaft auch in der Selbsthilfegruppenszene vor Ort informiert. Die Listen, die von allen Verbänden geschickt werden, sind Hilfen dazu.

„Ich kann den Ärzten nur empfehlen, eine Selbsthilfegruppe einmal aufzusuchen."

Ich komme seit anderthalb Jahren als Gast zu Selbsthilfegruppen, und ich muß sagen, ich bin an sich immer wieder überrascht und beeindruckt von der Herzlichkeit, von der Offenheit und habe eigentlich immer sehr viel davon gelernt, weil genau dort das praktiziert wird, was das Thema unserer heutigen Veranstaltung ist, nämlich: „Miteinander reden." Und da wird bei Gott nicht nur über Krankheit gesprochen, sondern da geht es recht lustig zu, und ich kann an sich nur den Ärzten empfehlen, eine Selbsthilfegruppe einmal aufzusuchen. Ich glaube, da kann man voneinander lernen, und ich glaube, das hat man ja heute auch hier erlebt.

„Weitergeben, daß das Leben weitergeht."

„Ich fahre mit einem viel, viel größeren Wissen nach Hause – ganz anders."

Ich hätte mir zu meiner Operation so etwas gewünscht, daß jemand oder eine Gruppe dagewesen wäre, die mir gezeigt hätte, daß das Leben weitergeht und daß man auch mit einer Brust leben kann. Da ich das alles nicht hatte, habe ich durch Frau Schmidt erfahren, daß es solche Gruppen gibt, und habe aus dem Grunde eine Gruppe aufgebaut, einfach um helfen zu können und weitergeben zu können, daß das Leben weitergeht. Das ist eigentlich der Sinn. Ich stehe nicht davor und erzähle, was jeder machen soll. Ich bin heute ein Teil dieser Gruppe. Wenn ich diese Gruppe nicht gehabt hätte, das kann ich dazu sagen, würde es mir auch nicht so gut gehen. Gelernt habe ich auch von Ihnen sehr viel. Ich fahre ganz anders nach Hause, als ich hergekommen bin. Wenn ich jetzt zu einem neuen Arzt gehe, dann werde ich immer denken, auch wenn es mir einmal nicht gefällt, was er sagt: Er ist ja auch nur ein Mensch. – Als ich krank wurde, da war für mich der Doktor noch der liebe Gott. Da habe ich mich überhaupt nicht getraut, irgendetwas zu sagen. Heute sehe ich das anders. Und durch diese Gespräche hier sehe ich Sie alle noch anders und weiß, daß Sie wirklich auch betroffen sind und manchmal gar nicht wissen, wenn so eine kommt wie ich, die nun alles unbedingt wissen will, was Sie sagen sollen. Also ich bin sehr, sehr dankbar, daß ich hierzu eingeladen wurde, und ich fahre mit einem viel, viel größeren Wissen nach Hause. Vielen Dank.